19 # 中医乾坤

科普通鉴

丛 书 主 编　李建中
丛书副主编　谈朗玉　李大东　张令朝
本 卷 主 编　苗明三

KEPU TONGJIAN
ZHONGYI QIANKUN

中国科学技术出版社
河南科学技术出版社

图书在版编目（CIP）数据

中医乾坤/苗明三主编．—郑州：河南科学技术出版社，2013.10
（科普通鉴/李建中主编）
ISBN 978-7-5349-6542-5

Ⅰ．①中…　Ⅱ．①苗…　Ⅲ．①中国医药学－普及读物　Ⅳ．①R2-49

中国版本图书馆CIP数据核字（2013）第207984号

出版发行：中国科学技术出版社
地址：北京市海淀区中关村南大街16号　　邮编：100081
电话：（010）62106522
网址：www.cspbooks.com.cn
河南科学技术出版社
地址：郑州市经五路66号　　邮编：450002
电话：（0371）65737028
网址：www.hnstp.cn
策划编辑：李喜婷　冯　英
统筹编辑：尚伟民　蒋云鹏　徐　涛
责任编辑：胡　静
责任校对：柯　姣
封面设计：赵　钧
版式设计：赵玉霞
责任印制：朱　飞
印　　刷：郑州金秋彩色印务有限公司
经　　销：全国新华书店
幅面尺寸：185 mm×260 mm　　印张：11.5　　字数：195千字　　彩插：8
版　　次：2013年10月第1版　　2013年10月第1次印刷
定　　价：32.00元

《科普通鉴》丛书

主　编　李建中

副主编　谈朗玉　李大东　张令朝

《科普通鉴·中医乾坤》编委会

序

科技是人类智慧的伟大结晶，创新是文明进步的不竭动力。

回首文明历程，是科技之光涤荡了人类历史上蒙昧的阴霾，是科技之火点燃了人类心灵里求知的火焰，是科技之灯照亮了人类发展中光辉的前程。科学技术的每一次重大突破，每一项发明创造的诞生，都使人类对客观世界的认识发生质的飞跃，都使人类改造世界的能力得到革命性的提升。18 世纪后的几百年，是科学技术突飞猛进的历史时期。数学、物理、化学、天文学、地学和生物学等各个领域的研究均取得了空前成就，并引发了一次又一次重大理论革命，其中，最具划时代意义的莫过于牛顿力学、相对论和量子力学的创立。与此同时，深刻改变人类生存状态和生产、生活方式的发明创造也纷纷问世。在不计其数的发明、发现中，蒸汽机、电话、火车、汽车、医用 X 光片、青霉素、DNA 双螺旋结构、火箭、阿波罗 10 号太空舱、计算机等无疑是改变世界的重大发明、发现与创造。

放眼新的世纪，科技已经成为推动经济社会快速发展的主导力量和创造社会财富的主要源泉，成为国家间、区域间竞争的核心和推动未来发展的决定性力量。为了在竞争中取得优势地位，各国、各地区，特别是发达国家及地区都高度重视科技创新和发展。在此背景下，全球创新浪潮此起彼伏，科技发展日新月异，创新成果大量涌现。人类基因组序列图完成、细胞重新编程技术、人类最早祖先确定、宇宙存在暗物质的猜想被证实、干细胞研究的新进展、纳米技术研究的新突破、欧洲强子对撞机启动、人类探测器创最远纪录和七大数学难题之一——庞加莱猜想被证明等被认为是近十年来取得的最具科学价值，并可能对人类生存与发展产生重大影响的重大科技成就。

在人类文明的历史长河中，科学技术虽然得到了空前发展，取得了辉煌成就，但在前进的道路上依然有无数难题等待我们去破解，众多未知世界等待我们去认识。随着人口数量的急剧增加，自然资源的逐渐枯竭和生态环境的日益恶化，人类正面临前所未有的生存挑战和危机。毫无疑问，应对挑战、解决危机，只有依靠科技的不断创新与发展。在可以预见的未来，为了拓展生存空间，提高生存质量，必将掀起一场以信息科技革命为先导、新材料科技为基础、生命科技为核心、新能源科技为动力、海洋科技和航天科技为内拓和外延的新的科技创新浪潮。伴随新一轮科技创新浪潮的到来，新的发明创造也必将与日俱增。有科学家预言，未来百年，人体器官克隆再造、灭绝动物复活、战胜癌症、建造星际飞船和太空电梯等梦想可能变为现实。

当前，亿万中华儿女正在为实现中华民族伟大复兴的“中国梦”而努力奋斗。实现这一百年梦想，关键在于弘扬创新精神，增强创新能力，加快创新步伐，让科技之花在创新中萌芽，在创新中成长，在创新中绽放。

发达国家的经验昭示我们，加快科技创新，提高科技水平，既要依靠科技精英们的刻苦攻关，发明创造，也有赖于公民科学素质的普遍提高。有调查显示，我国公民的科学素质水平较发达国家差距甚大，与走中国特色的自主创新之路、建设创新型国家的要求相去甚远。为尽快提升我国公民的科学素质水平，从2006年起我国启动了旨在推动公民科学素质建设的全民科学素质行动计划，希望到2020年，公民科学素质在整体上有大幅度提高，达到世界主要发达国家21世纪初的水平。

科普图书是展示科学技术的重要窗口，是普及科技知识的重要载体，也是传播科技文明的重要途径。国内外都十分重视科普图书的创作出版。在琳琅满目的科普图书作品中，不乏影响深远的精品力作。这些作品为传播科技文明、普及科学知识做出了历史性贡献。时代在进步，科技在发展。紧跟时代步伐，把握科技动态，繁荣科普创作，不断创作出版符合时代特点、反映当代科技发展水平的科普图书精品，不仅是加强公民科学素质建设，提升公民科学素质的迫切要求，也是科技界有识之士的共同心声。

科学技术协会是新中国科普事业的主要开创者和推动者。在开展公民科学素质建设，提高公民科学素质水平的历史进程中，肩负着重要责任和神圣使命。我们组织编写的这部《科普通鉴》丛书既是履行“责任”和“使命”，也是对科技界有识之士呼声的积极响应。

20世纪中叶以来，科学技术进入了多科交叉、互为渗透、综合发展的历史时期，形成了学科林立、知识纷繁的新格局。面对浩如烟海的科学世界，如何确定这部书的编写原则和选题范围是应当首先解决的问题。经与有关专家学者反复研究论证，我们确定了“通览科技文明，鉴取创新精粹”的编写原则，并确定从理、工、农、医和高新科技五大领域中选取26个公众关注度较高的热点选题，按26卷组织编写这部丛书。

面向具有中等以上文化程度的青少年、农民、城镇劳动者、城市社区居民、领导干部和公务员等重点人群，弘扬科学精神，传播科学思想，倡导科学方法，普及科学知识是编写本书的出发点和根本目的。考虑到读者对象年龄、职业、身份的多样性和对知识需求的差异性，本书着重介绍具有基础性、通用性、新颖性和前瞻性的知识，读者可以根据自己的需求或兴趣进行阅读；在阐述方法上尽可能做到重点突出，脉络清晰，尽可能融入人文精神，体现人文情怀，避免科技知识的简单介绍和罗列；在语言风格上力求文笔流畅，深入浅出，生动活泼，雅俗共赏，以达引人入胜的效果。

选择高水平的主编是编好这部丛书的关键。为此，我们发挥科学技术协会学会众多，学科齐全，人才荟萃，联系广泛的优势，面向省内外征集各卷主编候选人。最后经全面比较，优中选优，确定了各卷主编人选，为本书的编写出版奠定了坚实基础。在此我们谨向为本书主编遴选、编写、出版给予大力支持的河南省医学会、气象学会、农学会、地理学会、地震学会、地质学会、机械工程学会、反邪教协会和省气象局、郑州大学、河南大学、河南农业大学、河南工业大学、河南科技大学、河南中医学院、河南科技学院、河南轻工业学院、《太空探索》杂志社、河南科技报社、河南科技活动中心、中国科学技术出版社、河南科学技术出版社等学（协）会和单位表示诚挚的感谢！

作为一部多达26卷的大型科普丛书，其涉及领域广，学科多。在内容上为了尽可能避免交叉重复或矛盾冲突，在体例和语言风格上为了尽可能保持相对统一，我们制订了较为详细的编写方案，对各卷的内容范围和全书的体例风格做了必要界定和规范。但是，由于我们学识水平有限，统筹协调不够，编写时间仓促，加之一些担任主编的同志是首次承担科普类作品的编写任务，缺乏相应经验，所以，虽然付出了大量心血，个别卷仍然存在内容取舍不够得当，语言风格不够生动活泼等问题。这些缺憾，我们将在再版重印时加以修订改进。诚恳希望广大读者对本丛书的修订改进提出宝贵意见和建议，以便再版时提高质量。

河南省科学技术协会主席、党组书记　李建中

2013年6月

目 录

引 言

伴随人类文明的形成与发展，中医药也逐步形成了具有中华民族特色的理论体系，其来源于实践，又在实践中发展完善。几千年来，大医精诚的医学理念和简便验廉的诊疗技术为中华民族的繁衍昌盛和人民的健康保驾护航。

当今，人类的疾病谱和死因谱发生了变化，急、慢性传染病和营养不良性疾病等大部分已得到控制，而恶性肿瘤、心脏病、脑血管病等病因复杂的疾病占据了疾病谱和死因谱的主要位置。基于当代社会疾病谱的背景，美国罗切斯特大学的恩格尔教授提出了“生物—心理—社会医学模式”，这一观点开创了现代西方医学的新模式。新的医学模式可以理解为疾病的发生是身体因素、心理因素和社会因素综合影响的结果，这与中医的基本特点“整体观念”不谋而合。“整体观念”是中医学的基本特点之一。“整体观念”强调人体是一个有机的整体，人与自然是一个有机的整体，人与社会是一个有机的整体，强调的是“形神合一”“天人合一”。也就是说，中医早在2 000多年前就已经认识到心理因素、环境因素和社会因素在人体健康和疾病转归中的作用，其“整体观念”与现代医学模式是一致的。中药的临床应用已有数千年历史，其疗效确切、毒副作用小，中药配伍应用更是其重要特色。中医药以其独特的疗效在现代疾病的防治中发挥着越来越重要的作用，特别是对亚健康的防治和调理具有明显的优势。中医药也在世界范围内逐渐被广泛认知和接受，弘扬中国文化是发展中医药之前提，积极普及中医药文化是提高民众中医药认知之必需。在宣传和普及中，民众的健康意识也将得到提高。

在提倡健康是每天生活的资源而并非生活目的的背景下，人们也越来越认识到健康的重要性。作为祖国的传统医学，中医药独特的理论体系和诊疗方法在维护人类健康方面有着更大的优势。本书将给广大喜爱中医药的朋友打开一个认识中医药的窗口，在认识中医药的过程中领会到如何正确选择让自己更健康的生活法则。

1 中医学概述

在西方医学没有来到我国之前，我们的传统医学不叫“中医”。“中医”一说，最早见于《汉书·艺文志》的“有病不治，常得中医”句，意在强调，有病不要乱治，与其被庸医误治，导致“精气内伤”，倒不如不去治疗，有时还可以自愈，得个平稳安全，常常如同得到一个中等水平的医生。这并不是提倡有病不治，对患者而言，可以理解为有病不能乱投医，对医生而言，要能辨明病机，对症下药。现代意义上的“中医”一词出现在近200年间，19世纪20年代，英国东印度公司有个叫郭雷枢的传教士，也是一个眼科医生，开了家所谓的眼科医院，并且免费给人治疗，他提出的观点就是所谓的以医传教，他在1832年第一次提出了“中医师”这个概念，从此以后，“中医”的称谓越来越多，相对“西医”来讲，中国的医学就称为“中医”。

中医不是西医的辅助，而是我们独有的医学。在中华民族几千年的繁衍生息中，当人类历史上出现大的瘟疫和其他疾病、人类面临灭绝危险时，是中医解决了疾病带来的灾难和痛苦，保障了中华民族的生生不息。中医已经成为中华文化重要的组成部分，已融入我们生活的每个角落。回首西医来到中国的这200年，虽然我国的医疗水平得到了前所未有的提高，但我们绝不能松懈了对中医的传承，而要在透彻掌握中医精华的基础上，汲取其他医学的长处，使中医更加强大，继续唱响中医学的主旋律。

1.1 中医起源

谈起中医的起源，总是带有一些神话色彩。古时和“中医”相关的称谓有

“岐黄之术”“杏林”“悬壶”“青囊”等，这些称谓都与中医的起源有关。

“岐黄之术”一词中，“黄”指的是轩辕黄帝，“岐”是指他的臣子岐伯。相传黄帝常与岐伯、雷公等臣子坐在一起探讨医学的相关问题，对疾病的病因、诊断及治疗等原理提出问题，并对这些问题做出解答，予以阐明，其中的很多内容都记载于《黄帝内经》这部医学著作中。后世出于对黄帝、岐伯的尊崇，遂将“岐黄之术”指代中医医术，并认为《黄帝内经》是中医药学理论的渊源，是最权威的中医经典著作。直至今天，《黄帝内经》中的中医药理论对医学的发展仍有较高的指导意义。

“杏林”一词是中医界的代称，医家往往喜欢以“杏林中人”自称。传说“杏林”一词最初与汉末名医董奉有关。在诸多有关董奉传奇般的事迹中，最有影响的是他在庐山行医济世的故事。董奉曾长期隐居在江西庐山南麓，他很热心地为山民诊病治病，但行医时从不向山民索取酬金，每当治好一个重病患者时，就让这家人在山坡上栽 5 颗杏树；看好一个轻病患者时，就让这家人栽一颗杏树。董奉行医济世的事情很快就在民间传扬开来，很多患者闻讯前来求治，而董奉均让他们以栽杏作为医酬。几年之后，庐山一带的杏林多达 10 余万株。杏子成熟后，董奉又将杏子变卖成粮食用来救济庐山贫苦百姓和南来北往的饥民，一年之中救助的百姓多达 2 万余人。董奉行医济世的高尚品德，赢得了庐山一带百姓的敬仰，在董奉先去后，百姓在杏林中设坛祭祀这位仁慈的大医。后来人们又在董奉隐居处修建了杏坛、真人坛、报仙坛，以纪念董奉。于是，“杏林”一词渐渐成为医家的专用名词，人们喜用“杏林春暖”“誉满杏林”这类的话语来赞美像董奉一样具有高尚医德的苍生大医。

“悬壶”的说法来源于“悬壶济世”这一典故。相传河南汝南的费长房在街上看到一卖药老者，这老者身边的竹竿上总挂着一个葫芦，在路人散后天黑的时候，老者就跳入葫芦中。为弄清底细，费长房用酒款待老者，老者知其用意便约他一起进入了葫芦中，原来葫芦里别有洞天，好似进了仙境。费长房在那里拜老者为师，学修仙之道。当费长房返回故里时，能医百病、驱瘟疫、令人起死回生，成为当时的名医。他为了纪念老者，行医时总将葫芦背在身上。从此以后，郎中行医，便用葫芦当招牌，以表示医术高超，人们也因此把葫芦当作医生的标记。这一典故流传甚广，至今人们日常生活中还有“你葫芦里卖的什么药”这样的俗语。如今，虽然中医大夫“悬壶”已很少见到，但“悬壶”这一说法保留了下来。

“青囊”代指中医，是中医的别名，现在知此名字并使用的人很少。“青囊”的来源与三国时期的名医华佗有关。相传，华佗在牢狱之中曾得到一位狱吏的照顾，在被杀前，华佗为报这个狱吏的酒肉侍奉之恩，将装满一青囊的医书送给狱吏。华佗死后，狱吏学习华佗的医书并开始行医，使华佗的部分医术流传下来，据此，后人称中医为“青囊”。

“岐黄之术”“杏林”“悬壶”“青囊”等称谓为中医的起源罩上了神秘的光环，如同医学源于神灵、源于圣人学说一样，无限夸大了杰出人物的某些作为和贡献，甚至神化。实际上源于圣人的学说反映了上古不同氏族群体在与疾病斗争的实践中对中医药经验的积累和贡献，神农和黄帝等不过是这些氏族群体的代名词。

在中医起源的观点中，中医源于动物的本能和社会实践或许更具有说服力。动物在其生活中，具有克服疼痛、保护生命的本能，从而产生了某些自疗行为，如犬病吃草催吐、猫食瓦松以解蜂蜇、水牛入水以解热避蚊、非洲熊食菖蒲治病、老鼠受毒饮水泥等。人也具有求生和保护生命的本能。人在遇到疾病和意外创伤时，会自觉或不自觉地去探求解除痛苦的方法，并能通过观察思考，把这种经验积累起来，使这种本能行为逐渐深化成了有意识的实践。经过长期的生活实践，人们逐渐认识了一些植物的形态，了解了哪些对人有利、哪些对人有害，就这样积累了一些植物药知识，在以后的实践中，又逐渐认识了动物药和矿物药。新石器时代，人类掌握了磨制技术，有了砭石，用来切割痈疡、放血排脓、按摩、热熨等，这也为以后发展起来的针灸、中医外科打下了基础。原始人类在与猛兽的搏斗中，难免受伤，对于由此出现的疼痛肿胀、体表出血等，自然会用手抚摩、按压伤处，也可能用苔藓、树皮、泥土、捣烂的草茎或树叶等涂敷伤口，时间长了就发现了一些能够治外伤的药，从而形成了最早的按摩术和止血法。有了火以后，人们发现用热的石块或沙土敷在身体某一部位除能取暖外还能缓解疼痛，这就形成了原始的热熨法。在用火过程中，难免会有烧烫伤，但也可能意外地发现某些疼痛却随着烧烫伤的发生而消失，于是积累经验，形成了灸法。

还有一些学者认为，医源于巫术。原始社会时，由于生产力非常低下，人们对于外界及自身的种种自然现象不理解，逐步形成原始巫术和宗教。当时人们维持生存是非常艰难的事，就通过神秘的礼仪和狂热的咒语等，以期产生超自然的魔力，来驱除灾祸、祈求狩猎成功和农作物丰收。人们认为，执掌这种活动的人，可以来往于天地、人神、幽明之间，是神灵的使者或化身，也就是最早的巫或巫师。原始社会末期，巫师开始出现职能分别，出现了专门为人驱除疾病的巫医，但巫医驱除疾病并非仅靠巫术，有时也使用医药方法，往往也收到了较好的治疗效果，但被原始人类认为是具有“神灵”的作用。巫医用巫术也用医药方法为人治病，就形成了医巫不分、医巫混杂的现象。古代文献和民族学资料中都可见到这类记载。长沙马王堆汉墓出土的《五十二病方》，是我国医药学取得一定发展后的医方集，然而在现存的 280 多个医方中却有 35 方是巫术方（也有人说有 29 方、32 方、30 方、36 方或 34 方是巫术方），如：“巢者，侯（候）天甸（电）而两手相靡（摩），向甸（电）祝之，曰：‘东方之王，西方××××主冥冥人星。’二七而已。”本方是对慢性溃疡的治疗：在有雷电大雨时，用两手接雨水擦拭伤口 14 次，并面向雷电念诵咒语。从某种角度上来衡量，《五十二病方》即是巫医之书。因为书中内容不仅仅是在某些医方中夹杂有宗教迷信的成分，而且这些巫术方分别以与医药方截然不同的面目和性质独立存在着，表现了早期医药中科学与迷信杂糅的特性。医巫不分、医巫混杂的现象，在我国原始社会、奴隶社会是长期存在的。正因为如此，才使一些学者仅从文献记载这种情况的现象出发，得出了“医源于巫”，即医药学源于巫师和巫术的结论。

以上几种中医起源各有一定的参考价值，但中医是一个复杂的知识体系，其起源也不可能是单一因素所能解释清楚的，而是诸多因素综合参与、不断发展的结果。

1.2 中医理论中的平衡与和谐

不同学术领域的发展会受到其所在历史时期哲学思想的影响，也因此而具有了不同时代的特色。精气、阴阳和五行学说是对中医理论体系形成和发展最具影响的古代哲学思想，平衡与和谐的理念贯穿在这些学说当中，同时也渗入到中医理论的各个方面。

1.2.1　精气学说——宇宙的本原是什么

古代哲学的精气学说，是研究精（气）的内涵、运动规律，并用以阐释宇宙的本原及其发展变化的一种哲学思想。其基本观点有：精（气）是构成宇宙的本原，宇宙万物都由精（气）化生，而精（气）或由“道（无）”生，或由“太极”产生，或定义为最原始的物质而称为“元气”；精（气）是运行不息、变化不止的，因而推动和调控了宇宙万事万物的发生、发展与变化；精（气）是宇宙万物相互联系的中介，将宇宙万物联结为一个有机整体。

早在《道德经》中就提到“精”与“气”，曰：“道之为物，惟恍惟惚，……窈兮冥兮，其中有精。其精甚真，其中有信。”又曰：“道生一，一生二，二生三，三生万物。万物负阴而抱阳，冲气以为和。”认为万物本身都赋有阴阳二气，阴阳二气相互交合，就可以生出万物，这些都含有精气学说的萌芽。《吕氏春秋》中对精气有如下的论述：“精气之集也，必有入也；集于羽鸟，与为飞扬；集于走兽，与为流行；集于珠玉，与为精朗；集于树木，与为茂长；集于圣人，与为复明。”也就是说，精气集于某物，某物就产生了能量，具备一定的功能，有物质与功能相统一的思想内涵。《吕氏春秋》还指出：“精气一上一下，圜周复集，无所稽留，故曰天道圆。”明确地把精气作为构成万物的品性，并对精气的运动特性做了精辟的阐发。东汉王充《论衡》曰：“人之所以生者，精气也。”认为精是气的最精微的部分，是构成人体及道德精神的精微之气。《论衡》亦明确提出，元气为天地万物和人类的形体及道德精神的唯一生成本原，将气作为哲学逻辑的最高范畴，确立了“元气一元论”的思想。可见，在古代哲学中精气又称精，是指一种存在于宇宙之中的不断运动的极细微物质，是宇宙万物的构成本原，因而精、气与精气的概念是统一的，即“精气合一”理论，这一理论为《黄帝内经》精气学说的确立奠定了哲学基础。

后世医者将精气学说作为一种思想和方法渗透到中医学中。中医学的精气学说，是研究人体内精、气各自的内涵、来源、分布、功能、相互关系，以及与人体生命相互关系的系统理论。此精气的概念及其生成本原，与古代哲学的精气学说有着根本的不同。中医理论体系接纳了古代哲学精气学说的精髓，与其自身固有的理论和实践相融合，创立了独特的中医学的精气理论。中医理论是建立在其自身的精气学说基础上的。精是人体生命的本原，气是人体生命的动力，又是生命信息的载体和机体各部联系的中介。

人体的构成和活动是靠精气的运动和变化来完成的，所以人体任何一部分的病变都有可能引起身体其他部分的病变。由于万物皆由精气所化，精气可以作为天地万物联系的中介，使天地与万物之间可以相互联系，使万物之间也可以相互感应，所以外界事物和环境的变化也会引起人体的变化，比如天气忽冷忽热你可能会感冒，春暖花开、万物复苏的季节你会感觉心情舒畅等。以上概括起来说也是中医上所讲的整体观念的范畴，即人体自身、人与自然、人与社会的统一。这也是中医整体观念在当今健康定义中的体现：健康不仅仅是人体自身生理功能的统一和协调，也包括与自然和谐相处、与社会和谐相处。所以，对疾病的诊断，既要考虑到疾病本身，又要考虑到社会、自然环境对人体的影响。

1.2.2 阴阳学说——天地之道

《道德经》曰："道生一，一生二，二生三，三生万物。""道"是宇宙万物的主宰，微妙玄通，其外无形，其动无踪，"迎之不见其首，随之不见其后"，它生成了宇宙并主宰着宇宙的运转，这就是"道生一"。宇宙的不断运动逐渐化生出了阴阳，"阴阳者，一分为二也"。阴阳的不断运动就产生了变化，这种变化就是"三"，"三"以数言，其体就是"气"。"气"源于阴阳而分为阴气与阳气，阴阳二气的运动变化出了这宇宙万物，是谓"三生万物"。初生万物之气为"元气"，元气为阴阳二气之合体，如发育成人之受精卵。因此，阴阳二气的运动所产生的万物亦具有阴阳两种属性，正所谓"万物负阴而抱阳，冲气以为和。"

阴阳的概念大约形成于西周时期，最初的含义是指日光的向背而言，朝向日光则为阳，背向日光则为阴。西周时期的诗歌中有多处记载"阴阳"的地方，如《诗经·大雅》中就有"笃公刘，既溥既长，既景乃冈，相其阴阳，观其流泉"

的记述。《周易》中的卦象也由阴爻和阳爻组成。而且古代先贤们也开始用阴阳来解释、分析一些难以理解或不能直接观察的复杂事物的变化机制。例如，《国语·周语》记载伯阳父用阴阳来解释当时的大地震，说："夫天地之气，不失其序，若过其序，民乱之也，阳伏而不能出，阴迫而不能蒸，于是有地震，今三川实震，是阳失其所而镇阴也。"把地震的发生理解为大地内部阴阳两种对立的物质运动势力的不协调。随着时间的推移，哲学家不但认识到事物内部存在着阴阳两种对立的势力，而且认识到这两种势力是运动变化的、相互作用的。阴阳的相互作用推动着宇宙中一切事物和现象的产生和变化。例如，《管子·乘马》说："春秋冬夏，阴阳之推移也；时之短长，阴阳之利用也；日夜之易，阴阳之化也。"《国语·越语》说："阳至而阴，阴至而阳；日困而还，月盈而匡。"说明四时与昼夜的更替、日之升落、月之圆缺，皆为阴阳相互作用、运动变化的结果。

世界本身就是阴阳对立统一的结果，阴阳的相互作用促成了事物的发生，并推动着事物的发展和变化。传统的"阴阳说"有三重含义：一是指阴阳两种元气，交媾而成万物；二是指不同的物性，如向背、明暗、虚实、刚柔、正反、上下、动静、凹凸等；三是指不同的事物，如天地、日月、男女、背腹等（以上指物），以及进退、得失、成败、增减、生死、消长等（以上指事）。先哲们以"一分为二"的观点，来说明相对事物或某一事物的两个方面存在着相互对立、制约、排斥、互根、互用、互藏、交感、消长、转化、自和等运动规律和形式。他们将运动的、外向的、上升的、温热的、无形的、明亮的、兴奋的定义为阳，将相对静止的、内守的、下降的、寒冷的、有形的、晦暗的、抑制的定义为阴。阴阳的"所指"很宽泛，无处不在。

中医学将阴阳学说用于解释人体，认为人体是由各种既对立制约又协调统一的组织结构、生理功能所构成的有机整体，正所谓"阴平阳秘，精神乃治，阴阳离决，精气乃绝"。这就相当于人体之中的激素既有兴奋作用，也有抑制作用；它们之间既有拮抗作用，也有协同作用；任何一种激素的过剩和过衰，都会导致机体的病变。阴阳也是如此，阴阳失调则会出现病变，如阳盛则大热、阴盛则大寒、阳虚则虚寒、阴虚则虚热等。阴阳分而异名，合则一体；异名对立，一体互根。阴中有阳，阳为阴之根；阳中有阴，阴为阳之本。阳中之阴，是谓阴精；阴中之阳，是谓阳神。是故太极图中，浩瀚之阴存一点阳神，氤氲之阳有一丝阴精。阳神运而生阴，为阴不竭之源泉；阴精转而生阳，乃阳无穷之动力。故阳动生阴，阴动生阳。人体五脏属阴、六腑属阳，故五脏之阴能化六腑之阳，六腑之阳能生五脏之阴。气属阳，血属阴，故气能生血，血能濡气。神属阳，精属阴，故神生而精成，精至而神旺。体（物质）属阴，用（功能）属阳，故体以致用，用以生体，也就是物质产生功能，功能化生物质。人体阴阳相互资生，阳强则阴柔，阴平则阳秘。阴阳学说帮助中医学构筑了独特的医学理论体系，并贯穿于其中的各个方面，指导着历代医家的理论思维和临床实践。

事物阴阳属性见表1-1。

表1-1 事物阴阳属性

属性	空间					时间	季节	温度	湿度	重量	性状	亮度	事物运动状态				
阳	上	外	左	南	天	昼	春夏	温热	干燥	轻	清	明亮	化气	上升	动	兴奋	亢奋
阴	下	内	右	北	地	夜	秋冬	寒凉	湿润	重	浊	晦暗	成形	下降	静	抑制	衰退

1.2.3 五行学说——相生相克，周而复始

五行学说是研究木、火、土、金、水五行的概念、特性、生克制化乘侮规律，并用以阐释宇宙万物的产生、发展、变化及相互关系的一种古代哲学思想，属于中国古代唯物论和辩证法范畴。五行学说认为，宇宙间的一切事物都是由木、火、土、金、水五种基本物质所构成，自然界各种事物和现象的发展变化，都是这五种物质不断运动和相互作用的结果。五行学说的基本内容包括五行相生与相克（图1-1）、五行制化与胜复、五行相乘与相侮和五行的母子相及四个方面。其中，五行相生是指木、火、土、金、水之间资生、助长和促进的关系。五行相生的次序：木生火、火生土、土生金、金生水、水生木。在五行相生关系中，任何一行都有“生我”和“我生”两方面的关系，《难经》将此关系喻为母子关系：“生我”者为“母”，“我生”者为“子”。以火为例，由于木生火，故

“生我”者为木，木为火之“母”；由于火生土，故“我生”者为土，土为火之“子”。木与火是母子关系，火与土也是母子关系。五行相克是指木、火、土、金、水之间存在着有序的递相克制、制约的关系。五行相克的次序：木克土、土克水、水克火、火克金、金克木。《难经》将此相克关系称为“所胜”“所不胜”关系：“克我”者为“所不胜”，“我克”者为“所胜”。因此，五行相克，实为五行中的某一行对其所胜行的克制和制约。以木为例，由于木克土，故“我克”者为土，土为木之“所胜”；由于金克木，故“克我”者为金，金为木之“所不胜”。中医学以五行学说解释人体，将人体的五脏、六腑、五体、五官、五志等分归于五行之中，构筑以五脏为中心的五个生理病理系统，并以五行的生克制化规律阐释此五个生理病理系统的相互关系。如肝属木，脾属土，而木克土，所以肝气郁结则易伤脾，出现不欲食、腹胀满的症状；又如肺属金，而土生金，故脾气不足易致肺气不足，出现声音低微、有气无力的表现。

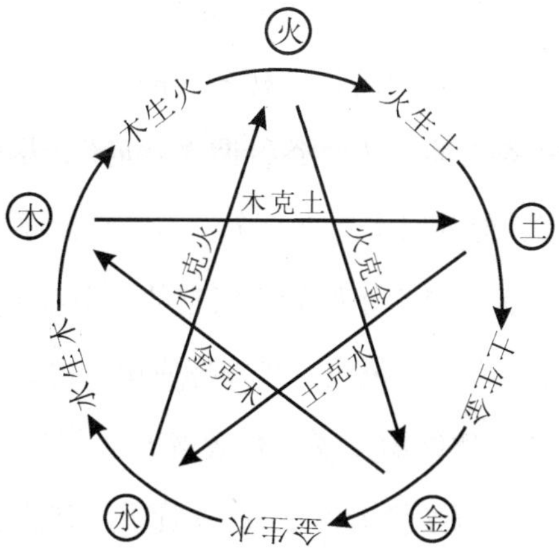

图1-1　五行相生相克

最早记载五行的文献是春秋时期的《尚书·洪范》，书中记载：“五行：一曰水，二曰火，三曰木，四曰金，五曰土。水曰润下，火曰炎上，木曰曲直，金曰从革，土爰稼穑。润下作咸，炎上作苦，曲直作酸，从革作辛，稼穑作甘。”虽然《尚书·洪范》所记载的五行概念有形质、有功能，并已呈现出以五行归类其他相关事物的趋势，如对五味的划分等，但对其功能的描述及对最早期的分类体系的应用，均未脱离五材的原始含义，说明五行概念起源于五材。此时的五行尚未被高度概括为哲学范畴，同时，亦未出现五行学说相生相克的思想。从现存文献来看，最早完整记载五行相生的文献是《管子》，《管子》中《幼官》《四时》《五行》和《轻重己》等诸篇集中表述了阴阳五行的内容，在这些篇章中，虽然未见到关于五行相生内容的明确记载，但其多处呈现的木、火、土、金、水的排列次序显示出其已有五行相生的思想，而这些篇章对五行相生的描述，则是与五季的时令联系在一起的，意味着五行相生的思想已经出现。最早记载完整的五行相克顺序的是春秋末期的《左传》，在《左传·文公七年》中记载有“水、火、金、木、土、谷，谓之六府”，尽管在这段文字中并未直接提到“五行相克”，但其以水、火、金、木、土排序，呈现五行相克的顺序，说明当时对五行相克关系已有了明确而完整的认识。至战国后期，阴阳五行派的代表人物邹衍将“五行相克”说进一步发挥应用，用之解释王朝的递迁、政权的更替，提出著名的“五德终始”说，代表着五行生克理论至此已臻于完善。

五行学说诞生之后，《管子》初步实现了五行学说与精气学说、阴阳学说的结合，到战国末期秦国丞相吕不韦召集门客集体编纂的《吕氏春秋》系统地将五行与方位、季节、味、声、色、（祭祀）脏体、人事活动联系在一起，形成了一个主要涵盖天、地、人（主要为人事）的配位图式，而西汉初年淮南王刘安主持撰写的《淮南子》继续丰富了这一配位图式，并首次出现了按脏腑性质进行配位的五行五脏配位方法。可以说，五行学说是“把世间众品分门别类的形态学分类体系和解释世间万象相生相克的动力学功能系统”。哲学意义上的五行学说完备以后，便迅速地被吸纳进医学体系，与更早进入医学的精气、阴阳学说一起指导着《黄帝内经》完成对远古至秦汉以来的医学经验的总结，并同时将哲学的精气、阴阳、五行理论发展成可以指导后世医学继续发展的医学模式。《黄帝内经》对五行学说的运用是有常有变的。“常”主要体现在对发展完备后的哲学的五行学说的规则利用上，基本继承了《吕氏春秋》《淮南子》反映的五行与方位、季节、味、声、色的配属，并在天人相应、取象比类的原则指导下将这种配属关系扩展到人体，采用《淮南子》按脏腑性质进行配位的五行五脏配位方法，并根据脏居于内、形见于外的原则将五脏与相应的肢体、官窍、情志联系起来（表1-2），建立了以五脏为中心的五大系统，用来指导疾病诊断、说明疾病的传变、判断疾病的预后、指导疾病的治疗等。“变”，由于五行学说是建立在哲学思辨基础上的一般规律，而人体生理、病理的特殊性决定了在人体推演五行规律时必然要有所变化，才能符合人体实际，在这个过程中同时也发展了五行学说。

表1－2 五行归属

自然界							五行	人体						
五音	五味	五色	五化	五气	五方	五季		五脏	五腹	五官	形体	情志	五声	变动
角	酸	青	生	风	东	春	木	肝	胆	目	筋	怒	呼	握
徵	苦	赤	长	暑	南	夏	火	心	小肠	舌	脉	喜	笑	忧
宫	甘	黄	化	湿	中	长夏	土	脾	胃	口	肉	思	歌	哕
商	辛	白	收	燥	西	秋	金	肺	大肠	鼻	皮	悲	哭	咳
羽	咸	黑	藏	寒	北	冬	水	肾	膀胱	耳	骨	恐	呻	栗

为说明五行生克理论可指导疾病的治疗，这里我们讲一个范进中举的故事。一天，在铜锣声中，三名差人分乘高头大马飞报范家：“范老爷高中举人！”范进一见大红报帖，不料竟一跤跌倒，牙关紧闭，不省人事。待醒来时，却变成疯子。一个公差想了个主意，让平日范进最惧怕的老丈人狠狠打他一个嘴巴，并骂道：“该死的畜生，你中了什么？”这一招使范进疯病不药而愈。范进为何突然病疯，又为何一记耳光不药而愈？可以用五行学说进行解释。五行学说认为，宇宙间一切事物，都是由具有木、火、土、金、水五种属性的物质及其运动与变化所构成。具有这五种属性的物质，通过相生（木、火、土、金、水、木）和相克（木、土、水、火、金、木）维持和推动事物的不断发展。祖国医学则以五行学说来研究人体，认为肝属木，心属火，脾属土，肺属金，肾属水；五脏与情志活动（五志）相关，肝志为怒，心志为喜，肾志为惊，……怒伤肝，喜伤心，恐伤肾，……连下锅米都没有的范进，对突如其来的喜事毫无思想准备，故大喜而伤心志，使脑功能失调，引起“心因性”精神病。按五行理论，水能克火，即恐能制喜。因此，当范进受到突然恐吓之后，狂喜的兴奋状态受到抑制，而恢复常态，病豁然而愈。

1.3 中西医的差异与统一

在漫长的历史发展过程中，东方和西方产生了两种不同的医学体系——中医和西医。中医和西医可以说是人类医学之树生长出来的两支枝繁叶茂的枝杈，那么中医和西医这两个不同的医学体系差异在哪里？中医和西医能够相互补充，共同在治疗疾病、恢复人体健康上发挥作用吗？

1.3.1 从《黄帝内经》和《希波克拉底文集》看中医和西医的差异

《黄帝内经》和《希波克拉底文集》是东西方医学的开山之作，它们的问世，标志着东西方医学已不再是简单的医学活动和一些零散的医学经验。《黄帝内经》以五行学说为指导，而《希波克拉底文集》则以四体液学说为指导。

《黄帝内经》将五行学说引入医学，将五行配属五脏、五体、五志、五官等来论述其间相互生克制化的规律，用以解释医理。这种生克变化已经脱离了事物本质而存在，与五材说有本质的不同。用这一理论来解释医理，脱离了研究对象"人"本身来谈医学，不是对人体本身进行研究，而是将人体的生理、病理在五行生克变化之中加以阐述。当这一理论确立之后，《黄帝内经》的框架基本形成，即通过对五材自然属性的观察及五行相生相克的联系，总结出五行的特点，用五行的特点代替五脏的特点，这便是五行学说对中国传统医学的理论形成的影响。

《希波克拉底文集》的理论依据是四体液学说。四体液学说认为人体由四种基本的液体组成，即血液、黏液、黄胆汁和黑胆汁。这四种体液各按一定的比例处于人体之中，保持一定的平衡时，人体便不发生疾病。当这种平衡被打破，人体就会产生疾病。这种思想来自于古希腊哲学家恩培多克勒的四元素学说，但它又超出了四元素学说的限制，对人体进行积极的探索，通过研究对象"人"的四种体液来解释说明各种疾病，以及确定治疗原则及治疗方法。这就允许人们对人体内部的可实证可研究的物质进行研究，这看似简单的一小步，却为日后东西方医学千差万别的结果提供了可能。

《黄帝内经》中对解剖的论述散见于各篇中，主要集中于《灵枢·骨度》《灵枢·肠胃》及《灵枢·经水》，其中有很多结论与近现代解剖学十分接近，如《灵枢·肠胃》所记载的消化道与食管长度之比为55.8∶1.6，这同现代解剖学斯巴德何辞的《人体解剖图谱》中的885∶25基本相等。但由于当时社会的伦理、道德、法律及自身的知识结构、观念等的束缚，《黄帝内经》指出的解剖学方向没有被很好地继承下来，凡是不能纳入阴阳五行体系之中的东西，尽管它们是客观真实的内容，也一概加以闲置。所以，中国古代医学的解剖学一直没有发展起来，仅停留在研究对象外部的类比及纯理论的研究，而对研究对象内部认识不清。这些都注定了中医学不可能突破2 000年前确立的阴阳五行的理论体系框架，使得此后的中医学发展只有量的扩张，而没有质的飞跃。

《希波克拉底文集》在《古代医学论》《神圣病论》和《头部外伤论》中对于解剖有详细的论述，加之在《外科论》《骨折论》《关节论》《整复论》这四篇中通过对外科及伤科疾病的认识，以及间接地对解剖的论述，都表现出其对人体结构知识的掌握。虽然有些论述我们今天看来并不完全正确，但却为后世指出了研究医学首先要研究人自身内部结构的方向。希波克拉底在解剖方面的论述与他的四体液学说结合得并不是很紧密。因此，其后的医家选择解剖作为研究方向，摆脱了四体液理论的束缚，通过对人体构造的正确把握，才使得西方医学的发展继续沿着科学的方向前进。

张之洞《劝学篇》："中学为内学，西学为外学；中学治身心，西学应世事。"东方文化从整体、宏观上"归纳"，西方文化从微观上"分析"。中医诊断归纳出"证"来，西医用仪器诊断出微观的"病"。中医治病以调理平衡为目的，如"阴平阳秘，精神乃治，阴阳离决，精气乃绝"；西医以对抗为主，如抗菌、消炎。中医防病以精神调理为主，如"恬淡虚无，真气从之，精神内守，病安从来"，西医以消灭病原微生物为主。总的来说，中医对待疾病是以人的整体为基础，由整体、宏观入手进行疾病的辨治。西医对待疾病是以人体的细胞、组织器官为基础，由局部、微观入手进行疾病的治疗。

中医治病讲究辨证论治，就是根据患者的症状得出患者的证候，就如感冒，我们很多人都知道热感冒和冷感冒，其实这也就是中医上的风寒和风热，这里的风寒和风热就是证候。即只有先分析出是风寒还是风热，才能决定用祛寒药还是散热药。只有分析出患者的证候，才能决定用药的方向。不仅如此，中医在治疗已有症状的前提下，更注重的是机体整体功能的调节，还会考虑自然与社会的因素，其目的是维持人体功能的平衡、人与自然的和谐、人与社会的和谐，从而保证人的身心健康，这也就是中医的整体观念。其实，辨证论治和整体观念也就是中医的精髓所在。俗话说：“多吃神造的，少吃人造的。”中医药来源于自然界的万物，是大自然的馈赠，其本身就蕴含着大自然的和谐。另外，“治未病”是中医的重要思想，也就是要预防疾病的发生。其实我们很多人都处于亚健康状态，也就是说，我们平常会感觉身体不舒服，但去医院检查各项指标又都正常，这种情况往往会潜伏着危机，这时我们应及时用中医的方法调节。与中医相比，西医治病更贴近患者症状，侧重于局部，可以说是哪痛治哪，这就会使患者的症状很快得到减轻，这在生活节奏越来越快的今天为大多数人所接受。西医以高科技成果为基础，在外科手术、传染病控制、动物实验、免疫技术、器官移植、基因工程、干细胞工程、新药物筛选等方面，开辟了广阔的道路，为人类医学的发展做出了不可磨灭的贡献。但由于西医对人的特殊性不够重视，侧重人的生物性，忽视人的心理、感情、行为、社会、环境等方面的因素。过于侧重人体的局部直至微观机制，而忽视人体的整体相关性与宏观调理，导致其虽救活了一些人，但也使不少人留下严重的后遗症。

1.3.2 从东西方文化看中医和西医的差异

文化的核心是观念的共识，不同的政治、经济、社会环境造就了不同的文化观念，产生了不同特性的西方文化和东方文化。东方文化的核心是人本主义的核心论，它重视人的存在和生存问题，对个人的成就比较忽略，重集体轻个人。西方文化的核心是强调个体自由度的发挥，具有个体性特性，所以，西方文化可称之为“个体文化”。整个西方文化是建立在《希腊古典神话》与《圣经》的基础之上，整个东方文化是建立在《易经》的基础上，也受后来的佛教与儒家思想影响。《圣经》记载，神照着自己的形象造人，照着他的形象造男造女。在圣经中神的形象被定义为父神；而东方关于人类起源的传说，却是女娲造人，神的形象被定义为母神。整个西方的数学、哲学，包括语言体系都是向外衍生式的；而整个东方的数学、哲学，包括语言体系都是向内归纳式的。可以说，文化是有性别的，东方文化属于阴性文化，西方文化属于阳性文化。

由于东西方历史文化背景的差异，导致两种医学体系在价值取向、思维方式上仍有很大不同。中医对待疾病采取调解性治疗，而西医则采取对抗性治疗。西医一定要找到病因然后采用有针对性的手段将其杀灭，如病因不明就很难下手，其注重的是外来干预；中医则不然，中医的治疗思路是改变患者机体内环境，使有利于疾病发生发展的条件发生改变，从而达到延缓疾病进程或治愈的目的，中医注重的是唤起人体内在的抗病能力。肿瘤治疗如果以直接杀灭癌细胞多少为指征，中医的疗效肯定比不上西医，中医的长处在于改变产生癌细胞的身体内在环境，调整因癌症的发生和进展导致的各种生理功能的紊乱，间接达到抑制癌细胞演变和生长、改善机体健康的目的。中医治癌症虽然没有直接杀灭癌细胞，但却可以延长患者的生存期，减轻症状，提高生活质量，与西医相比有异曲同工之妙。以一般民众的观点来看，西医治疗就像硬碰硬，中医治疗则像打太极，以柔克刚。有观点认为中医看病注重整体状况的调节，是只见森林不见树木；西医治病则更为看重局部病变的解决，相对忽视全身状况的调整，是只见树木不见森林。还有人说西医治病，中医治人。这些说法在一定程度上反映了中医重视整体、重视宏观，西医重视具体、重视微观的学术特点。也可以说，中医是整体的、联系的；西医是分析、还原的；中医更注重关系，西医更注重实体。

1.3.3 从医学的学术思想看中医和西医的统一

虽然中西医的思维存在巨大差距，但其学术思想是统一的。其统一性主要表现在两个方面：一是治疗对象的统一。中西医的治疗对象就是一个，那就是人类本身。不论是中医还是西医，不论从整体观还是从微观的角度去观察和分析问题，也不管是用什么治疗方法和治疗措施去治疗疾病，我们的治疗对象也就是说我们的研究对象是统一的，只是我们在研究过程中，利用了不同的方法研究而已。这种方法上的不同造成了学术流派的差异，但从整体角度上来说都是在各自不同的历史长河中的产物，是有历史继承性的精华部分，是人类文明发展的智慧结晶。二是治疗目的的统一。中西医不但研究的对象是统一的，而且研究和治疗所达到的目的也是统一的，目的都是让患者通过治疗，恢复身体的各项功能，提高人们的生活质量，达到自然和谐的生活状态。

医学的进步在癌症的治疗上卓有成效，其治愈率由 50 年前不到 10% 已上升到 50% 以上，但仍有相当多的癌症患者没有获得理想的疗效。在临床上，为什么同一种治疗方案对同样的癌症患者效果明显不同？为什么同一类癌细胞具有不同的侵袭与转移能力？为什么同一种抑癌基因却有着不同的抑制癌细胞生长的作用？目前认为，产生上述问题的主要原因是肿瘤细胞的异质性，即癌细胞的个体化特性。肿瘤生物学的个体化决定了癌症治疗的个体化。由于患者后天生活所处自然环境、社会环境对心理、体质和生活习惯的改造，以及父母先天遗传特质不同的影响，直接导致肿瘤患者在疾病的发生、发展和结局过程的差异，也决定了癌症治疗的个体化。当今所提的“个体化医学”一词最早见于 1956 年美国得克萨斯州大学生化研究所所长威廉斯所著的《生化学个体性》一书，但一直未引起足够的重视，仅个别文献有所提及。直到 2001 年，基因组学工作的巨大进展才使人们重新认识到个体化医学的重要性，一个完全以每位患者为中心的现代个体化医学的新时代才真正逐渐开始。但个体化医学并不是一个崭新的概念，中医强调个体的独特性，有着悠久的历史。中医在疾病诊断和治疗过程中，会考虑患者的先天禀赋与后天因素、年龄、性别、体质，患病后所表现出的病理性体质和病症属性不同，故需要“因人制宜”地为患者制定适宜的治法和方药，这充分体现了“辨证论治”的个体化医疗思想。中医与西医在治疗个体化这个平台上站到了一起。

21 世纪的医学将更关注预防，西方医学亚健康概念的提出，在某种程度上支持了中医“治未病”的理念，中医在“既病防变，瘥后防复”方面积累了丰富的经验，并经过了实践的验证。“未病先防，既病防变，瘥后防复”同样适用于现代西方医学的预防与保健，所以在未来健康管理及预防医学方面，中医与西医将有更多的合作与互补。

中国传统医学经历了无数次的朝代更替和数千年的历史变迁，能够流传至今且依旧兴盛不衰，说明它的作用是毋庸置疑的。它来源于古代先人的生活实践，所以简单实用，能够为广大民众接受；它的理论是以中国古代哲学中的精气、阴阳、五行理论为基础的，所以它并不缺乏科学性；更重要的是它经过了数千年中国文化的沉积，经过了各代医家的发展和丰富，其理、法、方、药都形成了自己独特的理论体系。中医药在治疗疾病时更加注重人体自身、人与社会、人与自然的关系问题，这也就是其优于西医的最重要之处。

2 中医眼里的人体

我们很多人都知道西医学中的人体是由各个系统构成的，包括呼吸系统、消化系统、循环系统、泌尿系统、神经系统、内分泌系统、运动系统，这些系统又都由组织和器官构成，每个系统中的任何组织和器官的结构或功能异常，都可能使人得病。

与西医不同，中医对人体的认识分为脏象、精气血津液和经络几个方面，对于这些方面的最早记载都出现于《黄帝内经》。根据五行理论，古代医家把脏象分为了心系统、肝系统、脾系统、肺系统和肾系统。根据经络的部位、功能及与脏器的联系将经络分为十二正经和奇经八脉等。而精气血津液主要指人的本源、能量和体内的液体。其中心、肝、脾、肺、肾各系统的病变多表现于人体的躯干部位，如心痛、腹痛、咳嗽、腹泻、胁痛、腰痛等；当然由于中医认为人体是一个统一的整体，所以一个系统的病变也会出现在另一系统的某个部位。经络的疾病多表现于四肢、脊背处等。

2.1 藏象——人体内的内脏及其外在表象

“藏象”二字首见于《素问·六节脏象论》。“藏”音同“内脏”的“脏”音，是指藏于身体内部的脏腑组织，如五脏、六腑、奇恒之腑等。“藏”还有另一种解释，即“内脏”，由于古人忌讳多，“脏”又有不洁的意思，因此，古人将“脏”用“藏”来代替。“象”的意义有二：一是指脏腑的解剖形态，如“心象尖圆，形如莲蕊”；二是指脏腑的生理功能、病理变化表现在外的征象。“藏象”是指各个内脏实体及其生理活动和病理变化表现于外的各种征象。“藏象”

现多作“脏象”。

脏象学说以脏腑为基础，是研究人体各个脏腑的生理功能、病理变化及其相互关系的学说。脏腑是内脏的总称，按照生理功能特点，分为五脏、六腑和奇恒之腑；脏腑以五脏为中心，一脏一腑、一阴一阳互为表里，由经络相互络属。脏象学说的形成，虽有一定的古代解剖知识作为基础，但其发展主要基于“有诸内者，必形诸外”的观察研究方法。脏象学说中的脏腑名称虽与现代人体解剖学的脏器名称相同，但在生理、病理的含义中，却不完全相同。脏象学说中的一个脏腑的生理功能包含着现代解剖学中几个脏器的生理功能，而现代解剖生理学中的一个脏器的生理功能可能分散在脏象学说的某几个脏腑的生理功能之中。

《素问·灵兰秘典论》对五脏六腑及其功能有如下表述：“心者，君主之官也，神明出焉。肺者，相傅之官，治节出焉。肝者，将军之官，谋虑出焉。胆者，中正之官，决断出焉。膻中者，臣使之官，喜乐出焉。脾胃者，仓廪之官，五味出焉。大肠者，传道之官，变化出焉。小肠者，受盛之官，化物出焉。肾者，作强之官，伎巧出焉。三焦者，决渎之官，水道出焉。膀胱者，州都之官，津液藏焉，气化则能出矣。”

2.1.1 五脏——藏精气而不泻

中医上的五脏，即肝、心、脾、肺、肾，其共同特点是能贮藏人体生命活动所必需的各种精微物质，如精、气、血、津液等。这里的五脏是以肝、心、脾、肺、肾为中心的五个生理系统，即肝系统（肝－胆－筋－目－爪）、心系统（心－小肠－脉－舌－面）、脾系统（脾－胃－肉－口－唇）、肺系统（肺－大肠－皮－鼻－毛）、肾系统（肾－膀胱－骨髓－耳－发），每个系统中任何一部分的异常都可导致或提示该系统中中心脏器的病变。而西医中的五脏只是指肝、心、脾、肺、肾五个单独的脏器，这也从另一方面说明了中医的整体观念和西医重视局部的思想。下面是中医理论对五脏生理功能的理解。

（1）心主血脉、主神明，开窍于舌，在体合脉，其华在面

1）心主血脉：包括主血和主脉两个方面。全身的血液都在脉中运行，依赖于心脏的搏动而输送到全身，发挥其濡养的作用。心脏的正常搏动，在中医理论

中认为主要依赖于心气。心气旺盛，才能维持血液在脉内正常地运行，周流不息，营养全身。心气不足，可引起心血管系统的诸多病变。

2）心主神明：在中医学的脏象学说中，将人的精神、意识、思维活动主要归属于心的生理功能。《素问・灵兰秘典论》说："心者，君主之官也，神明出焉。"《灵枢・邪客》说："心者，五脏六腑之大主也，精神之所舍也。"心主神明的生理功能正常，则神志清晰，思维敏捷，精力充沛；如心有病变，影响到神志活动，可见失眠、多梦、神志不宁，甚则谵狂，或见反应迟钝、健忘、精神萎靡，甚则昏迷等临床表现。

3）心开窍于舌：舌为心之窍。如心的功能正常，则舌质红润，舌体柔软，语言清晰，味觉灵敏；如心神志功能异常，则见舌强语謇或失语等。

4）心在体合脉，其华在面：脉的生理功能可概括为两个方面，一是气血运行的通道，二是运载水谷精微，以布散周身，滋养脏腑组织。这些功能全赖于心主血脉的生理功能。其华在面，是指心的生理功能是否正常，以及气血的盛衰，可以从面部色泽的变化而显露出来。如心气旺盛，血脉充盈，则面部红润光泽；如心气不足，则可见面色发白、晦滞。

（2）肝主疏泄、主藏血，开窍于目，在体合筋，其华在爪

1）肝主疏泄：指肝气具有疏通、条达、升发、畅泄等综合生理功能。古人以木气的冲和条达之象来类比肝的疏泄功能，故在五行中将其归属于木。《素问・灵兰秘典论》说："肝者，将军之官，谋虑出焉。"《素问・六节脏象论》说："肝者，罢极之本，魂之居也。"肝主疏泄的功能主要表现在调节精神情志、促进消化吸收，以及维持气血、津液的运行三方面。肝失疏泄则表现为精神抑郁、多愁善虑、沉闷欲哭、嗳气太息、胸胁胀闷，食欲不振、消化不良、嗳气泛酸，或腹胀、腹泻及气滞血瘀所致的胸胁刺痛，甚至症积、肿块，女子还可出现经行不畅、痛经和经闭等。

2）肝主藏血：指肝有贮藏血液和调节血量的功能。如肝藏血的功能异常，则会引起血虚或出血的病变。若肝血不足，不能濡养于目，则两目干涩昏花，或夜盲；若失于对筋脉的濡养，则筋脉拘急，肢体麻木、屈伸不利等。

3）肝开窍于目：指目的视觉功能主要依赖肝之阴血的濡养，肝的经脉又上

联目系。因此，肝的功能正常与否常常在目上反映出来。例如，肝血不足可出现视物模糊、夜盲；肝阴亏损，则两目干涩、视力减退；肝火上炎，则目赤肿痛。

4）肝在体合筋，其华在爪：主要包括两方面的内容。一方面，筋的活动有赖于肝血的滋养。肝血不足、筋失濡养可导致一系列症状，如前所述。若热邪炽盛、灼伤肝的阴血，可出现四肢抽搐、牙关紧闭、角弓反张等，中医称之为“肝风内动”；另一方面，“爪”包括指甲和趾甲，有“爪为筋之余”之说，故肝血充足，则指甲红润、坚韧；肝血不足，则爪甲枯槁、软薄，或凹陷变形。

（3）脾主运化、主升清、主统血，开窍于口，在体合肌肉，其华在唇

1）脾主运化：包括运化水谷精微和运化水液两个方面。运化水谷精微，指对饮食物消化和吸收，并转输其精微物质的作用。若脾失健运，则出现食欲不振、腹胀、便溏、消化不良，以致倦怠，消瘦等气血生化不足的表现。运化水液，是指脾对水液的吸收、转输和布散作用。若功能异常就会导致水液在体内的停滞，产生湿、痰、饮等致病因素而发生多种疾病，如水肿、泄泻等。

2）脾主升清：主要体现在以下两方面。一是将水谷精微物质上输于心、肺，通过心肺的作用化生气血，以营养全身。二是主升提，以维持机体内脏的正常位置。所以若脾失升清，则水谷精微上升布散失职，则可出现神疲乏力、头目眩晕、腹胀泄泻等症，故《素问·阴阳应象大论》说“清气在下，则生飧泄；浊气在上，则生䐜胀”。脾气下陷，则可引发内脏下垂，如胃下垂、子宫脱垂等或发为久泻脱肛等病症。

3）脾主统血：是指脾能统摄、控制血液，使之正常地循行于脉内，而不溢出于脉外。如脾气虚弱失去统血的功能，则血不循经而溢于脉外，可出现某种出血证，如便血、皮下出血、子宫出血等，并伴有一些脾气虚的症状。

4）脾开窍于口：脾气健运，则口味和食欲正常；若脾失健运，则可出现食欲的减退或口味的异常，如口淡无味、口甜、口腻等。

5）脾在体合肌肉，主四肢，其华在唇：人体有赖于脾所运化的水谷精微的营养，才能使肌肉丰满发达、四肢活动有力。因此若脾虚不健，肌肉失其营养则逐渐消瘦或痿软松弛，四肢则痿废不用等。口唇的色泽与全身的气血是否充盈有关，而脾胃为气血生化之源，所以口唇的色泽是否红润，实际是脾运化功能状态

的外在体现。

（4）肺主气、主宣发肃降、主通调水道，开窍于鼻，在体合皮，其华在毛

1）肺主气：包括两个方面，即主呼吸之气和主一身之气。肺主呼吸之气是指肺有司呼吸的作用。若肺受邪而功能异常，可出现咳嗽、气喘、呼吸不利等呼吸系统症状。肺主一身之气，是指肺有主持并调节全身各脏腑组织之气的作用。首先体现在气的生成方面，特别是宗气的生成，主要依靠肺吸入的清气与脾胃运化的水谷精气相结合而成。其次体现在对全身气机具有调节作用。肺有节律的一呼一吸，对全身之气的升降运动具有重要调节作用。因此，肺主一身之气的功能异常，可影响宗气的生成和全身气机升降出入运动，表现为气短、声低、乏力等。

2）肺主宣发肃降：肺主宣发，是指肺气具有向上、向外、升宣、发散的生理功能。肺主肃降的功能主要体现在以下三个方面。一是吸入自然界的清气；二是将吸入的清气和脾转输来的津液和水谷精微向下布散；三是肃清肺和呼吸道内的异物，以保持呼吸道的洁净。如果两者失调，就会出现“肺气不宣”或“肺失肃降”的病变，表现为咳嗽、喘息、胸闷等。

3）肺主通调水道：肺的通调水道功能是指肺的宣发和肃降对于体内的水液代谢起着疏通和调节的作用。肺通调水道的功能异常，则产生水的输布、排泄障碍，出现小便不利、水肿和痰饮等。

4）肺开窍于鼻：肺气的功能调和，则鼻的通气功能正常，嗅觉灵敏。肺的某些病变常可影响及鼻，使之产生多种病理表现，如鼻塞流涕、不闻香或鼻出血等。

5）肺在体合皮，其华在毛：肺气虚则体表不固，常自汗出，抵抗力下降，易于感冒。由于肺和皮毛相合，所以外邪侵犯皮毛也常常影响肺的功能而招致相应病变。

（5）肾藏精、主水、主纳气，开窍于耳及二阴，在体合骨，其华在发

1）肾藏精，主生长发育和生殖：肾所藏之精包括“先天之精”和“后天之精”。“先天之精”禀受于父母，与生俱来，有赖于后天之精的不断充实壮大，“后天之精”来源于水谷精微，由脾胃化生，转输五脏六腑，成为脏腑之精。脏腑之精充盛，除供应本身生理活动所需外，其剩余部分则贮藏于肾，以备不时之需。当五脏六腑需要时，肾再把所藏的精气重新供给五脏六腑。故肾精的盛衰，

对各脏腑的功能都有影响。肾主生长发育和生殖，主要是指肾所藏之精化生为肾气，肾气的充盈与否与人体的生、长、壮、老、死的生命过程密切相关。例如，人在七八岁时，由于肾气的逐渐充盛，所以有“齿更发长”的变化；发育到青春期，肾气充盛，产生了一种叫作“天癸”的物质，于是男子就能产生精子，女子开始排卵、出现月经，性功能也逐渐成熟而有生殖能力；待到老年，肾气渐衰，性功能和生殖能力随之逐渐减退而消失。

2）肾主水：指肾具有主持全身水液代谢、维持体内水液平衡的作用。水液代谢过程的实现，主要依赖肾的“气化”功能。肾还有司开阖的作用；开则水液得以排出，阖则机体需要的水液得以在体内潴留。如果肾主水的功能失调，开阖失度，就会引起水液代谢紊乱；如阖多开少，可见尿少、水肿；开多阖少，则可见尿多、尿频。

3）肾主纳气：指肾有摄纳肺所吸入的清气，从而保证体内外气体正常交换的作用。只有这样才能保持一定的呼吸深度。如肾虚不能纳气，可出现呼多吸少、吸气困难、动则喘甚等症，称为“肾不纳气”。

4）肾开窍于耳及二阴：耳的听觉功能依赖于肾精的充养。肾精充足，则听觉灵敏；肾精不足，则出现耳鸣、听力减退等。二阴是前阴与后阴的总称，因此，凡尿频、遗尿或尿少、尿闭多与肾的功能失常有关。肾阴不足可致肠液枯涸而便秘；肾阳虚衰，脾失温煦，水湿不运，可致大便泄泻；肾气不固，可致久泻、滑脱。

5）肾在体合骨，其华在发：肾藏精，精能生髓，髓藏于骨腔中以营养骨骼，称为“肾主骨”“肾生骨髓”。如果肾精虚少，骨髓的化源不足，不能营养骨骼，便会出现骨骼软弱无力，甚至发育不良，所以临床所见小儿囟门迟闭、骨软无力，常因肾精不足所致。牙齿与骨一样，也是由肾精所充养，称为“齿为骨之余”。故凡小儿牙齿生长迟缓、成人牙齿松动或早期脱落，中医认为均由肾精不足所致。发的营养虽源于血，但其生机却根源于肾，因为肾藏精，精能化血，精血旺盛，则毛发多而润泽，即所谓“其华在发”。凡久病而见头发稀疏、枯槁、脱落，或未老先衰、早脱、早白者，多属肾精不足和血虚。

2.1.2 六腑——传化物而不藏

六腑，即胆、胃、小肠、大肠、膀胱、三焦。腑，在《黄帝内经》中写作“府”，有府库的意思。六腑的基本功能是受纳、消化饮食物，并分别清浊、传送糟粕。具体来说，即饮食物入胃，经胃的腐熟，下移肠道，小肠进一步消化，并泌别清浊，吸收其中之精微物质；胆排泄胆汁入小肠中以助消化；大肠接受小肠中的食物残渣，吸收其中的水分，其余的形成粪便排出体外；残余的水液通过肾的气化作用形成尿液下输于膀胱；三焦在其中起联系作用；六腑配和，共同完成饮食物的消化、吸收、转输和排泄。腑与脏通过经脉连属，功能上相互配合，从而构成了脏腑之间的密切联系。腑为表，属阳；脏为里，属阴。其中胆与肝、胃与脾、小肠与心、大肠与肺、膀胱与肾、三焦与命门，构成表里关系。因六腑以下行、通畅为顺，故病变主要表现在气机上逆、气机阻滞、消化障碍、清浊不分、小便不利、大便不通等方面。六腑之间，一腑有病，可以影响到他腑为病，腑有病也可影响到脏为病。对六腑病变的治疗以“通”为大法，如和胃、泄胆、通肠、利尿等。若六腑病及五脏，必须脏腑同治。六腑为表属阳，五脏为里属阴，腑病及脏、表病及里、阳病转阴，则表示病情加深、加重。六腑有病，及时调治，便可防微杜渐。下面是对“六腑”各自生理功能的介绍。

（1）大肠者，传道之官，变化出焉

大肠接受经过小肠消化吸收后所剩下的食物残渣，吸收多余的水分，形成粪便，经肛门而排出体外。如大肠传导失常，可出现大便质、量及次数的异常变化，如泄泻或便秘、便脓血等。

（2）小肠者，受盛之官，化物出焉

小肠接受或消化食物，将水谷化为精微。小肠这一功能异常，可导致消化吸收障碍，表现为腹胀、腹泻、便溏等。

另外，小肠具有泌别清浊的功能，即小肠将经过进一步消化后的饮食物分为水谷精微和食物残渣两部分，并将水谷精微吸收，将食物残渣向大肠输送，同时，也吸收大量的水液，而无用的水液则渗入膀胱排出体外。因而，如果小肠的泌别清浊功能正常，则二便正常；反之，则大便稀薄而小便短少。

（3）脾胃者，食廪之官，五味出焉

胃的功能特性是主受纳、腐熟水谷，主通降，以降为和。所谓受纳就是接受和容纳的意思。腐熟是饮食物经过胃的初步消化、形成食糜的意思。如果胃的这一功能发生障碍，可出现食欲不振、食少、消化不良、胃脘胀痛等。

脾胃为“后天之本”，胃的受纳、腐熟水谷功能必须与脾的运化功能相配合。

饮食物经过胃的受纳、腐熟后，必须下行而入小肠，以便进一步消化吸收。所以说，胃主通降，以降为和。若胃失和降，则影响食欲，并出现口臭、脘腹胀满疼痛等；胃气上逆则出现嗳气吞酸、呃逆、恶心、呕吐等。

（4）三焦者，决渎之官，水道出焉

三焦是上焦、中焦和下焦的合称，有六腑三焦和部位三焦之分。作为六腑之一，三焦有其特定的形态结构和生理功能，有名有形，其形态结构大多认为是指腹腔的肠系膜及大小网膜等组织；而三焦作为人体上、中、下三个部分的划分，有名无形，但有其生理功能和生理特点。

作为六腑之一的三焦，其功能是疏通水道，运行水液。三焦充填于胃肠道与膀胱之间，引导肠中水液渗于膀胱，是水液下输膀胱之通道。

部位三焦的生理功能一是通行诸气，二是作为水液运行之道。其运行水液功能是由六腑三焦“决渎之官，水道出焉”延伸而来，即部位三焦是全身水液上下输布运行的通道；而通行诸气功能则源于《难经·三十八难》“主持诸气”之论，即部位三焦是诸气上下运行之通道。

在部位三焦中，上焦为膈以上的部位，包括心、肺；中焦为膈以下、脐以上的部位，包括脾、胃；下焦为脐以下部位，包括肾、膀胱、大小肠、女子胞等。其中上焦主气、司呼吸，主血脉，其特点是主宣发，将饮食物所化生的水谷精气敷布周身，因而喻为“上焦如雾”。中焦主运化，即腐熟水谷，运化精微，以化气血，故喻为“中焦如沤”。下焦主分别清浊、排泄尿液与大便，其具有向下、向外排泄的特点，故称“下焦如渎”。

（5）膀胱者，州都之官，津液藏焉

膀胱的主要生理功能是贮尿和排尿，指人体津液代谢后所产生的浊液经过肾的气化作用后化为尿液存于膀胱，而尿液的排泄由肾气和膀胱之气的激发和固摄作用调节。

膀胱的贮尿和排尿功能，全赖于肾气与膀胱之气的升降协调。若肾气和膀胱之气的激发与固摄作用失常，则会出现膀胱的开合失权，主要表现为尿频、尿急、尿痛；或小便不利、尿有余沥，甚至尿闭；或遗尿、小便失禁等。

（6）胆者，中正之官，决断出焉

胆的生理功能是贮藏、排泄胆汁，主决断。

胆是贮藏、排泄胆汁的，而胆汁来源于肝，由肝精、肝血化生，生成后进入胆，由胆浓缩贮存。胆汁的化生和排泄由肝的疏泄功能所控制和调节。若肝失疏泄，则可导致胆汁生成和排泄异常，影响饮食消化吸收，则可出现多种消化不良症状，如厌食、腹胀、便溏等；胆汁外溢则发为黄疸，表现为目黄、身黄和尿黄等。

胆主决断是指胆在精神意识活动中，具有判断事物、做出决断的作用。其这一功能对于防御和消除某些精神刺激的不良反应，以维持精、气、血、津液的正常代谢，确保脏腑间关系协调，有着极为重要的作用。胆气虚怯之人受到不良精神刺激时，易形成疾病，出现胆怯易惊、善恐、失眠、多梦等精神情志异常的疾病。

由于胆本身并无传化饮食物的生理功能，且贮藏精汁，故又属奇恒之腑。

2.1.3 似腑非腑，似脏非脏——奇恒之腑

奇恒之腑，即脑、髓、骨、脉、胆、女子胞（子宫），其共同特点是它们同是一类相对密闭的组织器官，却不与水谷直接接触，即似腑非腑；但具有类似于五脏贮藏精气的作用，即似脏非脏。胆在六腑中已有介绍，在这里我们不再介绍。

在中医中，脑又名髓海，是精髓和神明会激发出之处，其主要功能是主宰生命活动，主精神意识，主感觉活动。《本草纲目》：“脑为元神之府。”脑是生命的枢机，主宰人体生命活动，所以元神存则生命存，元神败则生命逝。脑主精神活动指主宰思维意识和情志活动；而主感觉运动指主宰人的视听言动等。所以脑出现病变则会有精神差、意识模糊、思维迟钝、听觉失聪、视物不明、嗅觉不灵、感觉及运动障碍等症状。

髓的生成与先天之精、后天之精都有关系，其生理功能主要体现在养脑、充骨和化血三个方面。而骨有贮藏骨髓和支持形体的作用。

脉的生理功能可概括为两个方面：一是气血运行的通道，即血脉对血的运行有一定的约束力，使之循着一定方向、一定路径而循环贯注、流行不止。二是运载水谷精微，以布散周身、滋养脏腑组织。

女子胞位于小腹内，为女性的生殖器官。其主要功能为主持月经和孕育胎儿。中医认为，女子胞的生理功能主要与心、肝、脾、肾及冲任二脉有关。这是因为其主持月经、孕育胎儿的功能与血、精有关，而心主血，肝藏血，脾统血，肾藏精，任主胎胞，冲为血海。在病理上，当各种因素导致上述脏器、经脉功能异常，则影响女子胞的功能，引起月经失调与不孕。

2.2 精、气、神——人身三宝

尽管古代先哲们认为人的生命是由“精气”构成，然而，从不同的视觉、不同的层面剖析各家思想，会发现他们都有一个共同的认识，即人的生命体虽说是由精气构成，却是通过形和神而存在，形和神是人生命中的两个重要部分，先有精气后有人的形体，形具则神生。因此，中国古代非常重视精、气、神，认为“天有三宝，日、月、星；人有三宝，精、气、神”。所以保养人的精、气、神，重视形神的修养是古代先哲们对人类生命观共同探讨的重要命题。精、气、神学说是中医学的核心理论所在，中医学以此认识自然宇宙的结构，认识人体生理、病理的形成与变化，认识生命演化和养生规律。那如何来认识“精、气、神”呢？

2.2.1 精——构成人体的本原

中医学的精，又称精气，泛指人体内一切有用的液态精华物质，包括禀受于父母的生命物质，称先天之精；又包括后天获得的水谷之精，称后天之精；还包括精的衍生物，如血、津液、髓等。先天之精藏寓于肾，成为肾精的主体部分；后天之精输送到脏腑中，称为脏腑之精。先天之精在后天之精的充养下合化为生殖之精，是形成胚胎、繁衍生命的根源；后天之精在先天之精所化之原动力的激发下，化气生神以推动和调控机体的生命活动。因此，中医学所说的精，是指实在的、有形的、常呈液态而藏寓于脏腑之中的精华物质。它是人之形体与精神的生成之源、生命繁衍之本，因而是构成人体和维持人体生命活动的最基本物质。

构成新生婴儿机体的生命物质是先天之精，它由父母所受，与生俱来；婴儿出生之后，在成长发育及一生的休养生息中，所需的营养物质是后天之精。后天之精由米谷转化而来，既是生命物质中不可缺少的部分，也是生命机体生长发育的必须物质，胃、肠是将饮食转化为营养物质的关键脏器。所以中医说“精”具有维持人体生长发育的功能。没有后天之精对先天之精的滋养，生命机体就不可能发育成长，故中医说后天之精养先天之精。

《素问·阴阳应象大论》曰：“精化为气。”《素问遗篇·刺法论》谓：“正气存内，邪不可干。”因此，精是正气化生的物质基础，精不足则正气虚，故《素问·通评虚实论》云：“精气夺则虚。”所以人体之精亏虚则会有发育生长迟缓、皮肤无泽、牙齿脱落、头晕神疲、智力减退等，甚至还会有贫血气虚的表现。

2.2.2 气——人体功能活动的动力

中医学的气，主要是指人体内生命力很强、无形而运动不息的极细微物质，气来源于先天之精化生的先天之气、水谷之精化生的水谷之气和肺吸入的自然界的清气。

气的功能主要是推动作用、温煦作用、防御作用、固摄作用和气化作用。

对气的推动作用可以这样理解：气可理解为精的活力，是生命物质的活力。气对人体的生长发育、血液循行、津液输布均起激发和推动作用。补气就是补生命物质（细胞）的活力。细胞的活力越强，人体的生长发育、血液循行、津液输布自然也强；细胞的活力降低，则气的推动力减弱，自然出现脏腑功能降低，人体生长发育迟缓、血行不畅、水液滞留等多种病理变化。

气的温煦作用与物质的热运动直接相关，气是生命物质的活力，而气作为一种物质的热运动正是人体体温产生的根本原因。生命物质运动不畅，活力降低，温煦作用降低；生命物质运动偏快，产热高，温煦作用增强；生命物质运动停止，与自然界处在热平衡状态，人体体温消失，这就是死亡状态。血液循环畅通是生命物质活力的表现，人体的恒定体温是血液流动的功劳。中医所说的“气虚”即生命物质活力降低，从而使热量减少，温煦作用降低，脏腑功能减弱，血液循环不畅，津液输布与代谢滞缓。临床表现为畏寒喜暖、四肢不温、水肿等病症。所以我们说“补气”就是通过药物让生命物质的活力增强。

气的护肌表、防御外邪入侵的功能可以这样理解：气是生命细胞的活力，气盛则生命活力旺盛，防御外邪的能力就强。如果外邪从体表侵入，体表生命物质活力旺盛不易受到侵害，则外邪被御于体表，否则外邪就会由体表侵入，并影响体内深层次生命物质的活动功能。外邪，这里应理解为外界环境对生命机体的不正常影响。中医常说体内正气与邪气之争，实际上是体内生命物质保持正常活力与外邪破坏正常活力之争。人体显然有保持生命物质正常活力的功能，所以中医认为不管邪气潜于体表何种部位，总有正气与邪气相争，并战而胜之。让生命物质保持正常活力和相对平衡的运动状态，是人体自身的一种本能。

把生命物质的活力理解为中医的气，气的固摄作用也可以得到现代科学的解释。固摄，主要是指对血液、津液等的运行和代谢过程的维护调节作用，防止其流失。生命物质的活力正常或旺盛，就能使身体各组织代谢功能正常运行，体现整体生命力旺盛。反过来，人体生命力旺盛，自然也就体现人体的代谢过程得到了调节和保持。前者是微观机制，后者是宏观表现，这正好体现了微观与宏观的统一。此外，把生命物质的活力理解为气，气的气化作用和运行也可以得到合理的解释。所谓“气化”，即生命物质活力的转化。人体代谢过程旺盛，则生命物质之间运动的转换也就正常，转换正常，又保证了生命物质运动的活力，保证了人体的健康。如果“气化”作用减弱，也就是运动转换不畅，将必然导致生命物质活力降低，并引起人体内发生病理变化。中医认为气的运动在体内无处不在，运行于全身，这实际是指生命物质运动（活力）的转移。气的运行停止，意味着生命物质活力的消失、生命的终结。可见，把生命物质的活力解释为中医的气，显然能贯穿中医对气的理解。

2.2.3 神——人的精神意识和思维活动

神在中国古代哲学范畴中指调控宇宙万物发生发展变化的一种力量，是宇宙的主宰及规律。从医学角度概而言之，神有广义和狭义之分，广义之神指人体生命活动的主宰；狭义之神指精神意识、思维活动。这里我们主要介绍狭义之神。

狭义之神所说的精神意识、思维活动多指中医理论中心的生理功能范畴。早在春秋时代，古代哲学家和医学家就对产生精神活动的器官进行探索，认为“心”是思维意识的器官。如《荀子 · 解弊》云：“心者，形之君也，而神明之主也，出令而无所受令。”《黄帝内经》也认为，人的精神、意识、思维、记忆等功能是由心所主的。古人的这一认识对中国的文字产生了深远的影响。例如，与神志活动有关的文字大多从“心”或“忄”，如思、想、怒、惊、忧、忆等；与思维、记忆有关的词汇常以心来表达，如心想事成、心领神会、心口如一等。与此同时，《黄帝内经》又将复杂的精神活动进一步分解为“神、魂、魄、意、志”五个层面，即《灵枢 · 本神》所言：“两精相搏谓之神；随神往来者谓之魂；并精而出入者谓之魄；所以任物者谓之心；心有所忆谓之意；意之所存谓之志；因志而存变谓之思；因思而远慕谓之虑；因虑而处物谓之智。”而且分别和五脏相联系，即《素问 · 宣明五气》的“心藏神，肺藏魄，肝藏魂，脾藏意，肾藏志”，形成了“五神脏”理论。有学者认为，五神之“神”乃人类独有的最高层次的自觉意识，在精神活动中发挥主宰作用；魂较神低一层次，是在进化和发育过程中先行形成的本体意识，为心神的基础；魄是最先产生也是最基础的动物感知功能；三者在进化过程中逐次演化而成，而在生命活动中却是越低级越基础，越高级越具有主宰之能，因此神能制魂魄，魂魄是神的基础。此即《灵枢 · 本脏》所言：“志意者，所以御精神，收魂魄，适寒温，和喜怒者也。”也有学者认为，从中医对“神”的论述看，“神”显然就是现代医学及生理学中的神经系统。“脑神”即是中枢神经系统，是知觉、意识、思维产生的地方，这正是大脑皮层的功能；其余如心神、肝魂、肺魄、肾志、脾意、关节的活力、皮肤的感觉，以及眼、耳、鼻、舌的功用等都受外周神经系统的调节与控制。

精、气、神是生命活动的三要素，也是生命活动的三个层次。精凝而为形，静而有质可及，是最基础、最稳定的层次；精化为气，无形有物，动而不已，是最活泼机变的层次。精气互变，概括了一般生命体的新陈代谢活动。神则是生命活动的最高层次。按现代概念，这一层次应除去神机、神明范畴内容，纯粹讨论神志活动，其中感知为人与动物所共有，但意识活动则为人类所特有，故《荀子 · 王制》云：“水火有气而无生，草木有生而无知，禽兽有知而无义，人有气、有生、有知，亦且有义，故最为天下贵也。”因而，神成为一个独立活动的生命层次，并非单纯生物学问题，其实已涉及社会与思维两界，最为神秘；其与精气关系，也最为复杂。

2.3 经络——人体内的神秘路线

人们最初对经络的印象也许是在武侠小说或电视剧里，诸如打通“任督二脉”“奇经八脉”可以增强功力之类，这种神秘感一直保留至今，也许还将保留很长时间。《灵枢·经脉》记载：“经脉十二者，伏行分肉之间，深而不见；其常见者，足太阴过于外踝之上，无所隐故也。诸脉之浮而常见者，皆络脉也。”

经络理论是医疗实践的总结，是针灸、推拿、气功等学科的理论基础，对中医临床各科均有着重要的指导意义。经络是经脉和络脉的总称，其中纵行的干线称为经脉，由经脉分出网络全身各个部位的分支称为络脉。经络是运行全身气血、联络脏腑、沟通上下内外的通路。它们纵横交贯、遍布全身，将人体内外、脏腑、肢节联成一个有机的整体。下面的场景也许能让你对经络有更感官的认识：在针灸室，当医生拿着长长的银针在你的穴位上针刺的时候，你会觉得酸酸的、胀胀的，这种感觉还会传到身体其他部位。这就是经络上的穴位出现的酸、胀、麻、热、凉、痛等循经感传现象。

循经感传是指一些经络敏感的人，当他们的穴位受到针刺或其他刺激时，可以激发一种沿经络线循行传导的感觉，其传导速度远低于神经电冲动的传递速度，且可以通过局部机械压迫等手法予以阻滞。针灸临床中通常称之为“得气”，气至病所则有效。这一经络现象在不同种族、不同年龄、不同性别人群测试中都已证实无误。面对成千上万科研工作者公认的事实，科学界出现两种推论：一说循经感传是躯体内沿经线物质运动被外周神经感受器感知后传入大脑的反映（“外周论”）；一说循经感传是大脑皮层中与躯体定位相关的部位被激发后的自主神经兴奋信息在中枢传递所产生的幻觉（“中枢论”）。不管什么样的推论，此类可感知的经络现象其感觉的传导路线与中国古代医书中所描绘的十四经（十二正经和任、督二脉）的走向基本一致，而与近代生物解剖学已知的神经、血管、淋巴管的走向并不一致，这是无法解释的，从而向科学界提出了一个无可回避的挑战。刺激穴位可以对相应脏腑产生医学效应，这正是中国针灸学的基本原理，已为数千年的临床疗效所证实，近年来采用现代生物学手段，进一步取得了实验验证。不仅如此，脏腑的病变也可以在经络、穴位上出现反应，如压痛点，索条状、块状瘀结，以及表皮电阻抗异常等。另外，在某些经络敏感者或先天、后天皮肤病患者身上，发现有沿经线出现的皮肤性状变异。先天性患者多见于各种永久性贫血痣、疣状痣；后天性患者多属神经性皮炎、扁平苔藓、湿疹等。经络敏感者出现的多为一过性皮丘带、红线、白线或出血带、发汗带等，它们的共同特点是线状沿经分布。与循经感传的主观感觉相比，这些是肉眼可直接观察的客观现象。尽管目前国内外只报道了数百例典型或非典型病例，但这类小概率事件已经足以证实古人所描述的经络是不容回避的客观存在。

近年来关于脏象、经络、精气血津液及体质的研究一直都没有间断过，并取得了不少的进展，尤其是对经络的研究。这些研究主要集中在循经感传机制、经络-脏腑关系、经络循行路线的理化特征、经络的实质探讨等，这些在一定程度上促进了中医的发展。我们应该相信，随着研究的不断进行，中医的神秘面纱一定会被逐步揭开，那时我们一定会迎来一个崭新的中医时代。

3 中医病因学说

任何事情的发生必有其因。一年四季，日出日落，潮起潮落，雨后彩虹，这些现象都是有一定原由的。所以，遇事索因，创造好的有利条件，尽量回避导致事情变坏的原因，是做任何事情都要首先考虑的。

中医学认为健康的人体是内环境与外环境维持动态平衡的整体，破坏人体相对平衡而引起疾病的原因就是致病因素。致病因素多种多样，如异常的气候、精神因素、饮食劳倦、刀枪跌仆、虫兽所伤等，我们身边的任何一样事物的异常都可能导致我们得病。以下对各种致病因素进行逐一介绍，希望大家在日常生活中远离这些致病因素。

3.1 六淫致病

气象学中的风、寒、暑、湿、燥、火（热）六种气象现象的太过、不及或非时之候对人体产生影响称为六淫致病。正常情况下，六种气象现象是万物生长的条件，对人体无害，又称六气。而当气候变化异常，六气发生太过或不及，或天气反常，或变化太快，最终导致人体生病时，六气就变成侵犯人体的六淫邪气，又称六邪。

六淫致病（图3－1）有季节性、相兼性、地域性、外感性的共同特点：与季节气候、居住环境有关；既可单独侵犯人体，也可夹杂多种致病因素一同侵犯人体；在患病过程中相互影响，相互转化；人体肌表、口鼻是其入侵的途径。

下面我们就简单介绍一下“风、寒、暑、湿、燥、火”六种致病因素的致病特点，使大家对六淫致病的概念得到进一步了解。

3.1.1 风邪——风为百病之长

风是春季的主气，四季皆有。风邪有外风、内风之分，风邪致病在中医病机学中占有重要地位，内、外风致病各有特点。许多疾病的发生和发展与风邪有着直接或间接的关系。中医认为，凡致病具有善动不居、轻扬开泄等特性的外邪称为风邪。风邪性质及致病特点如下。

1）风邪致病最急，变化最多、最速。故《医方考·中风门》曰："风者，百病之长，得天之象，故其发也暴。"六淫中其他几种病邪亦多随风邪相兼为患，如风寒、风热、风湿等。另外，风邪侵犯部位较广，无处不到，也就最易侵袭人体。

2）风邪行无定处，变化无常：风邪致病时病位游移不定，病情复杂多变，如由风邪引起的风湿性关节炎，其关节的疼痛是游走不定的。风邪致病变化无常，发病迅速，如风疹就表现为皮肤瘙痒，疹块发无定处、此起彼伏、时隐时现等特征。除此之外，风邪致病一般发病急，传变也快，如中风，可突发口眼㖞斜。故《素问·风论》曰："风者，善行而数变。"风邪致病还具有动摇不定的特点，如风邪入侵常现颜面肌肉抽搐，或眩晕、震颤、颈项强直、角弓反张、两目上视等。

3）风邪动而不居，具有向上、向外的特点，属阳邪；常侵犯人体上部（头面）、体表、阳经，使汗孔开张，从而出现头痛、出汗、恶风等症状。故《素问·太阴阳明论》说："伤于风者，上先受之。"

3.1.2 寒邪——寒为阴邪，易伤阳气

寒是冬季的主气。中医认为，凡致病具有寒冷、凝结、收引特性的病邪称为寒邪。寒邪的发病机制与其致病特点有关，多损伤人体阳气，易致凝滞，郁久易化热，多以寒象为临床特点。寒邪性质及致病特点如下。

首先，寒为阴气盛的表现，性属阴，容易损耗阳气。所以其致病可以表现出寒盛的实寒证和阳虚的虚寒证。其次，寒邪侵袭，阳气受损，则人体的气血津液运行受阻，故出现寒性凝结、阻滞不通。再次，寒性收引，寒邪侵袭人体，可使

气机收敛，腠理、经络、筋脉收缩而挛急。

所以，如果寒邪侵袭肌表，可见恶寒、无汗、鼻塞、流清涕等，还会郁而发热；若直中胃肠，则会脘腹剧痛；凝于关节，则会有关节痛；客于经络，则表现为四肢挛急作痛、屈伸不利或冷厥不仁等。

3.1.3 暑邪——季节性最强的阳邪

这里的暑邪和我们平常所说的中暑的“暑”是一个意思。暑是夏季主气，发生在夏至以后、立秋以前，由火热所化生。中医认为凡夏至之后，立秋之前，致病具有炎热、升散、兼湿特性的外邪，称为暑邪。暑邪性质及致病特点如下。

暑属阳邪，性质炎热，侵犯人体后多出现一系列大热、大汗出、面红等阳热症状。暑性升散，可使毛孔开张，出现汗出过多，甚者损失津液，同时又会导致气虚，故说暑邪易耗气伤津。夏季除了天气炎热外，还多雨潮湿，故暑邪致病时常夹杂湿邪，除了烦渴、发热外，还见四肢困倦、胸闷呕恶等湿邪困倦症状。

3.1.4 湿邪——其性重浊、黏滞

湿为长夏的主气，长夏即夏至至处暑五个节气，阳热尚盛，雨水且多，潮湿充盛，为一年中湿邪最盛的季节。中医将致病具有重浊、黏滞、趋下特性的外邪定义为湿邪。湿邪具有如下性质及致病特点。

首先，湿为重浊有质之邪，与水同类，为阴邪，容易损失阳气、阻遏气体的运行。因为脾性喜燥恶湿，故湿易困脾，致脾阳不振，中焦气机失常，运化不利，出现泄泻、脘腹胀满、食欲不振、水肿等。其次，湿性重浊，其中“重”指沉着、沉重，故湿邪侵袭，易出现以沉重为特征的临床表现，如头身困重、四肢酸楚沉重等；而“浊”指秽浊不清，是说受湿邪侵袭易出现分泌物和排泄物秽浊不清的现象，如面垢、大便溏泄、下痢脓血、小便混浊等。再次，湿性黏腻，主要是指病症黏腻不爽，如分泌物滞而不畅；或是指病程长，反复发作。

3.1.5 燥邪——燥胜则干

关于燥邪，我们平时接触的较少。燥为秋季的主气。中医将致病具有干燥，

收敛等特性的外邪，称为燥邪。其致病多从口鼻入侵人体，初秋时节，燥易与温热结合，发为温燥；深秋季节，燥易与寒气结合，发为凉燥。燥邪的特性和致病特征如下。燥邪干涩，容易损失人体津液，可见口鼻干燥、咽干口渴、皮肤干燥等；燥邪多从口鼻而入，而肺开窍于鼻，与外界相通，故燥邪最易伤肺，见干咳少痰等。

3.1.6 火邪——其性主动炎上

火邪致病在我们生活中发生的较多，几乎每个人都会有上火的经历。中医认为火邪具有炎热升腾的特性，常称为火热之邪，所以火与热易混淆。实际上，火与热异名同类，皆为阳盛，为六淫之一。火与热的主要区别：热邪致病表现为全身性弥漫性发热征象，而火邪致病临床多表现为某些局部症状，如皮肤局部红肿热痛，或口舌生疮、目赤肿痛等。

火邪具有以下性质及致病特点：首先，火热为阳邪，其性主动炎上。所以人感受火邪常见高热、恶热、烦渴等症，且多发病于上部，如目赤肿痛、咽喉肿痛、口舌生疮糜烂等；其次，火为阳邪，易损伤人体津液、耗损正气。故火邪致病除发热症状外，往往还伴有渴喜冷饮、咽干舌燥、小便短赤等津伤阴亏征象，大量伤津耗气会有乏力少气懒言等气虚症状。再次，火邪可令血液运行加速，迫血妄行，导致各种出血症状；此外，若火邪入于血分，可聚于局部，腐蚀血肉，形成疮痈。因五行之中心属火，故火热之邪与心相通，可以影响心神，轻者心烦、失眠，重者可出现狂躁不安、神昏、妄语等。

3.2 疠气致病

我们大家都知道从古至今传染病严重威胁着人类的生存，而这里的传染病也就是中医上所说的疠气，是一种具有强烈传染性的致病因素，又有瘟疫、疫毒之称。疠气致病，具有发病急、病情严重、症状相似、传染性强、易流行等特点，如传染性非典型肺炎（SARS）、流行性感冒、禽流感都属这一范畴。在这里我们不做详细介绍。

3.3 七情内伤致病

在日常生活中，我们会经常听到这样的描述，如“气都气饱啦”“某某得了相思病啦”“某某被气晕啦”等，而这些在中医上都属于情志致病的范畴。所谓情志即七情，是指喜、怒、忧、思、悲、恐、惊七种情绪变化，这些变化正常情况下不会使人体致病，如果超过了人体本身的正常生理活动范围，就会导致疾病的发生。由于人体是以五脏为中心的有机整体，故情志活动与五脏精气的关系极为密切，《素问·阴阳应象大论》说：“人有五脏化五气，以生喜怒悲忧恐。”肝“在志为怒”，心“在志为喜”，脾“在志为思”，肺“在志为忧”，肾“在志为恐”。”正常情志活动的产生依赖于五脏精气充盛及气血运行的畅达，而肝主疏泄，调畅气机，因而保持心情舒畅意义重大。

关于七情内伤的致病特点，主要有以下几个方面。

3.3.1 直接伤及内脏

因为七情是以内脏精气为物质基础，所以七情过激致病可直接伤及内脏。中医理论认为，心在志为喜为惊，过喜或过惊则伤心；肝在志为怒，过怒则伤肝；脾在志为思，过度思虑则伤脾；肺在志为悲为忧，过悲过忧则伤肺；肾在志为恐，过恐则伤肾。红楼梦中的林黛玉常常咳嗽，严重的时候还会咯血，这些症状和她忧郁寡欢，悲忧过度，以致肺受到损伤有很大的关系。再如，范进中举之后过喜而致心神癫狂，狂笑乱语，这也就是过喜伤心的表现。因为心主神，故七情致病首先影响心神。由于心、肝、脾三脏在人体生理活动和精神心理活动中发挥着重要作用，所以当数情交织时，最易损伤心、肝、脾。对于某些疾病的患者，虽然临床症状已消失，但当遇到情志刺激时，易出现其原有的临床症状；如心绞痛患者受刺激可出现胸闷、胸痛，飧泄患者易出现腹痛腹泻等。

3.3.2 影响脏腑气机

怒则气上，喜则气缓，悲则气消，思则气结，恐则气下，惊则气乱。例如，我们都知道，人在情绪激动的情况下很难做出理智的判断和决定。

3.3.3 影响病情转归

七情影响病情转归主要表现在有利于疾病康复或加重病情，如情绪积极乐观、七情反应适当，则有利于疾病康复；但若情绪消沉、悲观失望，或七情异常波动，则会使病情加重或恶化。例如，一位患者感觉胃疼，去医院检查，诊断为胃癌，并且已到了晚期。在传统观念影响下，她认为癌症一到晚期，就等于宣判了死刑，精神压力很大。回家后，她就感觉胃部疼痛加剧，20 天内体重竟减轻了 20 多千克。后来该患者去肿瘤医院会诊，经过胃镜活组织检查，确诊不是胃癌，而是溃疡病伴发胃结石。肿瘤医院否认她患了癌症，使她从精神上死亡的领域扭转回来，仅仅过了 2 个月，她就恢复了过来。由此可见，在疾病的治疗过程中，患者良好的精神状态，对于减缓疾病的发展所起的作用，有时竟使人们难以相信。所以我们要适当地把握自己的情绪变化，这不管是在防病还是在治疗上都有非常重要的意义。

3.4 饮食失宜致病

俗话常说“病从口入”，就是说不良的饮食习惯也是重要的致病因素。饮食致病主要是因为饮食失宜，包括饮食不节、饮食不洁和饮食偏嗜。

3.4.1 饮食不节

饮食不节指的是过饥和过饱，过饥即饮食不足，《灵枢·五味》：“天地之精气，其大数常出三入一，故谷不入，半日则气衰，一日则气少矣。”而过饱指的是饮食过量，致脾胃难以消化转输，轻者表现为饮食积滞不化，可见腹痛胀满、嗳腐吞酸、呕吐泄泻、厌食纳呆等症，甚者可因脾胃久伤或营养过剩，而发展为消渴、肥胖、痔疮、心脉痹阻等病症。我们生活中很多幼儿的消化道疾病都是由于饮食不节所致，幼儿本身就脾胃脆弱、功能不强，若饮食不知节制，很容易导致疳积、腹泻等；作为父母，对孩子应该合理喂养，均衡膳食，使其从小养成良好的饮食习惯。若出现疳积的表现，除及时去医院就诊外，我们还可以采用小儿推拿疗法，在本书后面章节中，我们会有介绍。

3.4.2 饮食不洁

很明显，饮食不洁指的是吃东西不注意卫生，进食不洁净食物。其致病多以胃肠病为主。若进食腐败变质食物，可出现胃肠功能紊乱，表现出脘腹疼痛、恶心呕吐、肠鸣腹泻或痢疾等；若进食被寄生虫污染的食物，则可致各种寄生虫病；若进食有毒或被毒物污染的食物，则会发生食物中毒，轻者可致腹痛呕吐，重者可致神志昏迷甚至死亡。

3.4.3 饮食偏嗜

饮食偏嗜多表现为寒热偏嗜、五味偏嗜和食类偏嗜等，久而久之可导致人体阴阳失调，或引起某些营养物质缺乏而导致疾病发生。例如，因寒易伤阳，热易伤阴，所以偏食寒热可致阴阳失衡。过食寒凉，易伤脾胃阳气，导致寒湿内生；过食辛热，可使肠胃积热，或酿成痔疮。而五味对五脏具有一定选择性作用，长期嗜食某种口味食物，会使相应的脏腑功能偏盛，久之破坏脏腑间的协调关系，发生病理传变；如《素问·五脏生成》说："是故多食咸，则脉凝泣而变色；多食苦，则皮槁而毛拔；多食辛，则筋急而爪枯；多食酸，则肉胝䐢而唇揭；多食甘，则骨痛而发落。此五味之所伤也。"

所以在我们的日常饮食当中，一定要讲究卫生，并注意饮食"度"的把握，这样才能尽量减少自己患病的机会。

3.5 劳逸失度致病

有人说："不会休息的人就不会学习。"这句看似简单的话却蕴含了一个劳逸结合的道理，我们都知道长时间的劳累或安逸都不利于我们的健康。中医认为劳逸失度可导致脏腑经络及精、气、血、津液、神的失常而引起疾病的发生。因此，劳逸失度也是内伤疾病的主要致病因素之一。

过劳即指劳动过度，包括劳力过度、劳神过度及房劳过度。劳力过度主要表现为伤气和伤筋骨，《素问·举痛论》说“劳则气耗”，《素问·宣明五气》说“久视伤血，久卧伤气，久坐伤肉，久立伤骨，久行伤筋”，可见古人对这方面已有了很深的认识。劳神过度即脑力劳动负担过重，因心主神，脾在志为思，故其易伤心脾，出现失眠、多梦、心悸、少气乏力的症状。房劳过度指性生活不节，房事过度，可直接伤及肾精，表现出腰膝酸软、眩晕耳鸣、精神萎靡等肾虚的症状。在社会高速发展的今天，人们的工作和生活压力也逐渐增大，由此也出现了各种疾病，如长期低头而致的颈椎病，长期用电脑而致的眼疲劳、近视，长期的压力和睡眠不足而致的脑神经衰弱等，这些都严重地降低了我们的生活质量。所以在忙碌的工作中抽出点时间放松休息是必不可少的。

相对于过劳，过逸是过于安闲，很少劳动、缺乏锻炼，从而导致气机不畅、阳气不振等，正如《素问·宣明五气》所说：“久卧伤气。”人们常说：“脑子越用越灵活。”这句话可是至理名言，长期用脑过少，加之阳气不振，可致神经衰弱，常见精神萎靡、健忘、反应迟钝等。由此可见，平常适当的体育锻炼也是非常有必要的。

3.6 病理产物致病

我们这里所说的病理产物主要指痰饮、瘀血、结石等在疾病过程中所形成的病理产物，这些病理产物形成以后又作用于人体，干扰机体正常功能，既可加重病情，也可引起新的变化。下面我们逐一介绍。

3.6.1 痰饮

痰饮是指机体水液代谢障碍所形成的病理产物，其中痰是机体水液代谢障碍所形成的较稠浊的病理产物，饮是机体水液代谢障碍所形成的较清稀的病理产物，凡是引起水液代谢障碍的都是痰饮形成的原因。因为肺、脾、肾、肝、三焦等对水液代谢起着重要作用，故痰饮的形成与肺、脾、肾、肝、三焦的功能失常密切相关。痰饮一旦形成，可随气流传至全身各处，可产生各种不同的病变。

痰饮致病主要有以下特点。痰饮为有形之邪，可随气而动，若其停滞于经络脏腑，可以阻滞气机，妨碍血行，出现肢体麻木、屈伸不利，甚则半身不遂，或形成瘰疬痰核；还可以阻滞脏腑气机，影响脏腑功能，停于肺可见胸闷气短、咳嗽吐痰，停于胃可见恶心呕吐等症状。若痰饮停于肺、脾、肾等脏器，能影响其功能，而加重水液代谢的失常，从而产生恶性循环。痰饮为浊物，而心神性清净，故其易扰乱蒙蔽心神，出现头晕目眩、精神不振，甚则神昏谵妄等症状。因痰随气流动，内至脏腑，外达四肢肌腠，因而临床上形成的病症繁多，故有“百病皆由痰作祟”之说，因此痰饮之病还具有变化多端、病症错综复杂的特点。

3.6.2 瘀血

瘀血是指由于血液运行障碍、停滞所形成的病理产物，包括体内瘀积的离经之血和停滞于脏腑经络内的血液。故凡是造成血行迟缓、停留和出血的因素均是其形成原因，主要有气虚、气滞、血热（血黏）、血寒及出血。气虚则推动无力，气滞则失去动力，血热易伤津液、血寒凝滞均增加阻力，而出血则可直接形成瘀块。瘀血形成后，停积体内不散，可致新的病变发生。

瘀血的致病特点表现在以下几个方面。首先，因血能载气，故血瘀必然能导致气滞的发生，而气能行血，所以这也会形成一个恶性循环。其次，若瘀血不能够及时清除，其阻塞于脉道，必然影响血液的运行，而这也会导致相关脏腑的失养，影响到其功能，阻碍新血的产生。第三，瘀血致病的症状也有着明显的特点，表现为疼痛属刺痛，痛处固定，拒按，夜间加重；有肿块，且按之有形、质硬、固定不移；出血血色紫暗，或夹瘀块；有瘀斑，主要表现为面、爪、肌肤、口唇的青紫；舌质紫暗，有瘀斑或舌下静脉曲张。这些典型的症状为我们自己诊断瘀血提供了很好的依据。

3.6.3 结石

结石指体内湿热浊邪蕴结不散，或久经煎熬形成的砂石样病理产物。其形成原因较为复杂，有些机制目前尚不清楚，比较常见的因素有饮食失宜 、情志内伤、服药不当、体质差异等。饮食不当致病主要因为过食肥甘厚味，蕴生湿热，结于胆久则成胆结石，结于下焦日久可形成肾结石或膀胱结石。另外，空腹食柿易致胃结石。若情志不畅，肝气不达，可致胆汁郁结而成胆结石。某些药物能致脏腑功能失调，或其沉积于某些部位而成结石。

结石的致病也具有其相应的特点：多发于肝胆、胃、肾和膀胱等脏器；易于梗阻通道，导致疼痛，表现为胀痛、钝痛、酸痛、隐痛；其病程较长，轻重不一。结石在我们生活中比较常见，但如果我们能有一个良好的生活习惯，应该会有一定的预防作用。

3.7 其他致病病因

除上述几种致病因素外，我们在生活中还会见到其他的致病因素，如外伤，包括跌打损伤、烧伤、冻伤、虫兽伤、化学伤、电伤；寄生虫，包括血吸虫、蛔虫、蛲虫、钩虫、囊虫、绦虫等；还有药邪、医源性因素、先天因素等。

3.7.1 外伤

外伤主要指机械暴力等外力所致损伤，外伤致病多有明确的外伤史。一般来说，轻者可有皮肉损伤、血行不畅，出现出血、瘀斑、血肿等，重者可损伤筋骨、内脏，甚者危及生命。

3.7.2 寄生虫

寄生虫致病是指由于寄生虫寄居于人体内，消耗人体的营养物质，并且能阻滞气机，造成各种损伤，导致疾病发生。

3.7.3 药邪

药邪指因用药不当而导致疾病发生的一类致病因素。药本身是用来治病的，但如果药物用量过大、炮制不当、配伍不当、用法不当、补药滥用等，药物就成了药邪。药邪的致病也具有其特点：一是中毒，当误服或过量服用有毒药物时会出现中毒症状，轻者表现为头晕、心悸、恶心呕吐、腹痛腹泻、舌麻等，重者可有全身震颤，烦躁、黄疸、昏迷，甚至死亡。这主要与药物成分和用量有关。二是加重病情，变生他疾。中医治病讲究寒者热之、热者寒之，如果辨证失误，寒证却用寒药，而热证却用热药，这肯定会加重病情。所以，在此郑重告诫各位读者，有病一定不要自己乱吃药，一旦出现问题，后果会很严重。

3.7.4 医源性因素

医源性因素指由于医生的过失而导致贻误病情或致生他疾的一类致病因素，又称医过。要避免这种情况的出现，不但需要医生素质的提高，还需要患者详细说明病情，及时将自己的想法和疑惑讲给医生，以实现医患之间的良好沟通，为医生正确地辨证和用药提供准确的信息。

3.7.5 先天因素

先天因素是指人出生之前已经潜伏着的可以致病的因素。它包括源于父母的遗传性病因和在胎儿孕育期及分娩时所形成的病因。先天因素可分为胎弱和胎毒两个方面。所谓胎弱，一是指遗传性疾病，多因父母之精异常引起；二是指先天禀赋虚弱，多因妊娠期间母体虚弱所致。所谓胎毒，有狭义和广义之分。狭义胎毒是指某些传染病，在胎儿期由亲代传给子代；广义胎毒指妊娠早期，母体感受邪气或误服药物，不利于胎儿，导致胎儿出生后渐见某些疾病。所以，胎儿孕育期间，一定要注意饮食和用药，保证胎儿的健康。

了解了致病因素，我们就要在日常生活中多加注意，遵循大自然的基本规律，遵循人体的自身规律，起居有常，回避各种外邪，饮食有节制，调节情志，热爱生活，爱惜身体，用心享受生活的每一天。

4　中医发展之路

中医理论体系的形成与发展经历了一个漫长的历史过程，大致可以划分为先秦时期、秦汉时期、晋隋唐时期、宋金元时期、明清时期，以及近代与现代六个阶段。在这个历程中，中医经历了从无到有，从神农尝百草到各种各样的炮制，再到中药现代化，从单味药到复方，再到丸剂、口服液、粉剂、针剂，从扁鹊到孙思邈再到蒲辅周，从零散的医学书籍到政府组织编纂的大典，从点点滴滴的理论到系统成熟理论的形成。中医理论、中医诊疗技术在逐渐成熟和完善，解除了众多患者的痛苦，民众的口碑为传统医学的延续提供了强有力的保障，并传向海外，让更多的人了解中医药的优势。在此过程中涌现出的神医、药王、医药典籍像一颗颗璀璨的明珠，装点出一条极具神话色彩的中医发展之路。

4.1　先秦时期——萌芽阶段

中医的萌芽经历了一个相当长的过程，是从被动的自救到初期的探寻、系统的救治。最开始的建造住所是抵御外伤及六淫，钻木取火不再是简单的为了食物加热，也变成了减轻疼痛的一种方法。还有许许多多在日常生活中遇到的巧合，都是中医萌芽阶段极其重要的元素。在这个阶段，人们对医学有了初步的认识，开始知道医学是减轻或消除病痛的一种方法，也是最重要的方法。

4.1.1　构木为巢

中医的形成可以追溯到原始社会时期。为了保护自己、躲避野兽和风雨雷电的侵袭，我们的祖先尝试着在树上做巢，这也就有了后人所称的“构木为巢”。

建造房屋人被称为“有巢氏”。自从有了房屋，古人便有了栖身之所，不再直接暴露于恶劣的自然环境之下，也减少了疾病的发生，可以说为人类的健康保健提供了有力的生活保障。

4.1.2 由火到热熨

火给人类的生活带来了光明，带来了温暖。自从有了火，人类喝上了热水，吃上了热饭，而更加神奇的是，聪慧的人类将火应用到了医疗方面，如用加温后的石块温暖人体的局部以消除病痛的原始的热熨法，以及在热熨基础上逐渐发展起来的灸法，还有用火加热消毒手术器械等。“火”同时也给人类的健康带来了光明。

4.1.3 最早的医疗器具

原始人在生产中发现了某些工具可以作为医疗器具使用。最早的医疗器具有砭石、骨针等。砭石不仅是外科用于剖割排脓的医疗工具，而且是我国针刺术的萌芽。最初的砭石不过是由石片经打磨而成的，以后逐渐有了较进步的石针、骨针、竹针等，《帝王世纪》中关于“伏羲制九针”以治病的记载，便是使用医疗器械最早的传说。

4.1.4 毒药与解药

人们在寻找食物充饥的过程中，因误食某些有毒的植物而发生呕吐、腹泻、昏迷的症状，而又因食用某些动植物减轻或消除了痛苦。经过长期的实践体验，人们逐渐积累了一些关于植物类和动物类药物的知识，随后新的药物不断被发现并应用到医疗过程中来。除了自然界中存在的药物，人们还发明了人工合成的化学药品。据《周礼》记载：“凡疗疡以五毒攻之。”就是把黄堥放入石胆、丹砂、雄黄、礜石、磁石之中，烧三天三夜，然后用大公鸡的羽毛扫取其烟末而成，把这种烟末撒到疮疡处，那些烂肉腐骨就会全部排出来。这种炼丹的制药方法，给后世化学制药法开辟了道路。炼丹也成为现代化学工业的先驱。

4.1.5 药酒的起源

在夏禹时代，人们学会了酿酒。酒的制作在医药上有着很大的意义，因酒有舒经活血壮阳等作用，所以古人就利用它来治疗疾病。到了商代，人们在单纯使用酒治病的基础上，发展成利用多种药物制成药酒来进行治疗。《素问·汤液醪醴论》中关于酒的药用价值有这样一段话："帝曰，上古圣人作汤液醪醴，为而不用，何也？岐伯曰，自古圣人之作汤液醪醴者，以为备耳！夫上古作汤液，故为而弗服也。中古之世，道德稍衰，邪气时至，服之万全。"翻译成白话文意思是，黄帝道，上古时代有学问的医生，制成汤液和醪醴，但虽然制好，却备在那里不用，这是什么道理？岐伯说，古代有学问的医生，他做好的汤液和醪醴，是以备万一的，因为上古太和之世，人们身心康泰，很少生病，所以虽制成了汤液，还是放在那里不用的。到了中古时代，养生之道稍衰，人们的身心比较虚弱，因此外界邪气时常能够乘虚伤人，但只要服些汤液和醪醴，病就可以好了。故后世有"酒为百药之长"的说法。

4.1.6 汤液——汤剂的来源

汤剂是指药物经煎煮或浸泡、去渣取汁后制成的液体剂型，是我国应用最早、最广泛的一种剂型。汤剂遵循辨证施治，随症加减的原则，具有制备简单易行、吸收快、能迅速发挥药效的特点。早在商代就有了汤剂，那时称为汤液。随着用药经验的积累，古人根据不同的病情选择多种药物配制成复方，把所有的生药用水煮成药汤药水，这样便有了汤液。与"伏羲制九针""神农尝百草"一样，古人也把汤液的发明集于一人之身，说是"伊尹创始汤液"。

4.1.7 "望、闻、问、切"的扁鹊

在这个时期，家喻户晓的人物当首推扁鹊。扁鹊（前 407—前 310）姬姓，秦氏，名越人，又号卢医，春秋战国时期名医，勃海郡鄚（今河北任丘北）人，一说为齐国卢邑（今山东长清）人。由于他的医术高超，被认为是神医，所以当时的人们借用了上古神话黄帝时的神医"扁鹊"的名号来称呼他。扁鹊"少时

学医于长桑君，尽传其医术禁方，擅长各科”，在赵为妇科，在周为五官科，在秦为儿科，名闻天下。扁鹊奠定了中医学的切脉诊断方法，开启了中医学的先河。相传中医经典著作《难经》即为扁鹊所著。

扁鹊在诊视疾病中，已经应用了中医诊断技术，也就是后来中医总结的望、闻、问和切四诊法，当时扁鹊称它们为望色、听声、写影和切脉。司马迁的《史记》中记载，有一次扁鹊行医来到陕西的虢（音 guō）国，听说虢太子突然死亡，人们都在为太子办理丧事。扁鹊询问了病由，并对太子进行详细的诊查，看他的脸色，摸他的脉搏，观察到他还有微弱的呼吸，两股内还有体温，断定太子并没有真死。扁鹊拿出了针，给太子针刺百会、合谷、人中等穴位，太子竟然慢慢地苏醒了。以后又用汤药给他调养了一段时间，终于使太子恢复了健康。虢君对此感激不尽，他赞扬扁鹊有起死回生的本领，扁鹊高明的医术便流传开来。其实扁鹊并不是能使死人复活的神医，而是他善于运用切脉、望色、听声、问病情四诊来诊查，因此司马迁高度赞扬扁鹊说：“至今天下言脉者，由扁鹊也。”后来人们在形容一个人的医术高明或者药物灵验的时候，就说“起死有方，回生有术”。

另外，大家熟悉的《扁鹊见蔡桓公》一文用具体的案例证明了扁鹊精于望色，可以通过望色判断病证及其病程演变和预后。相传，扁鹊晋见蔡桓公时，通过望诊判断出蔡桓公有病，但是病情尚浅，病位还只是在体表腠理的部位，扁鹊劝他接受治疗，如不治则病情将会加深。蔡桓公却自我感觉良好说自己没有病，还在扁鹊退出后说：“医生总是喜欢给没病的人治病，并把这作为自己的功劳。”不久，扁鹊再度晋见蔡桓公时，指出其病情已加重，病位已进展到血脉，再次劝说其接受治疗，以免病情进一步发展。蔡桓公仍然拒绝治疗，心中不悦，认为扁鹊在炫耀自己，并以此牟利。当扁鹊第三次晋见他时，告诉他病情已恶化，病位进入到内部肠胃，如不及时治疗，终将难治。蔡桓公仍不予理睬。最后一次，扁鹊远远地看见蔡桓公转身就跑。蔡桓公很奇怪，故此特派人去问他，扁鹊说：“病在皮下，用药热敷治疗就可以医治好；病在肌肤之间，用针刺就可以医治好；病在肠胃中，用清火汤剂就可以医治好；要是病在骨髓，那就是掌管生命的神所管的了，我就没有办法治疗了。现在蔡桓公的病已发展到骨髓里面，我因此不再过问了。”过了几天，蔡桓公感到浑身疼痛，便派人去寻找扁鹊，这时，扁鹊已经逃到秦国去了。不久，蔡桓公就病死了。这个故事揭示了防微杜渐的道理，并对讳疾忌医的行为给予了抨击。从故事情节可以看出，扁鹊当时应用望诊诊断疾病已达到了出神入化的境界，这也反映了望诊在当时已达到了较高的诊疗水平。

4.2 秦汉时期——奠基阶段

秦汉以来，内外交通日渐发达，少数民族地区的犀角、琥珀、羚羊角、麝香，以及南海的龙眼、荔枝核等，渐为内地医家所采用。东南亚等地的药材也不断进入中国，从而丰富了人们的药材知识。秦、汉大一统社会文化格局的形成，为中医理论体系的建构提供了思想文化基础。

4.2.1 中华第一医书——《黄帝内经》

医学启蒙读物《医学三字经》前两句是“医之始，本岐黄；灵枢作，素问详”，意思是中医学起始于岐黄。创作于战国、秦、汉之际，大约汇编成书于西汉中后期的《黄帝内经》总结了西汉及以前的医学成就和临床经验，并吸收了当时的哲学、天文学、地理学、历算学等多种学科的重要成就，系统地阐述了人的生理病理及疾病诊断、防治等问题，确立了中医学的理论原则，奠定了中医学的理论基础。《黄帝内经》并不是一时一人之手笔，是经过许多医家搜集、整理、集合而成，其中甚至包括东汉及隋唐时期某些医家的修订和补充，是众人智慧的结晶。

《黄帝内经》以黄帝、岐伯、雷公对话和问答的形式阐述病机病理的同时，主张不治已病，而治未病。该书由《素问》和《灵枢》两部分组成，书中系统阐述了诸多医学问题，还涉及哲学与其他自然科学的知识。就医学内容而言，包括人体解剖、脏象、经络、气血津液、体质、病因病机、诊法、辨证、养生、治则、运气、针灸，以及临床各科的部分内容，是中医理论发展及中医学科分化的母体。直至现代，《黄帝内经》的许多理论知识仍有重要的指导意义，故一直被奉为中医学之圭臬。

4.2.2 惜遭遗失的《难经》

《难经》，原名《黄帝八十一难经》，共 3 卷，传说为战国时秦越人（扁鹊）所作。原版已经遗失。“难”是“问难”之义，或作为“疑难”解，“经”乃指《黄帝内经》，即问难《黄帝内经》。作者把自己认为的难点和疑点提出，然后逐一解释阐发，部分问题做出了发挥性阐解。全书共分 81 难，对人体腑脏功能形态、诊法脉象、经脉针法等诸多问题逐一论述。内容包括脉诊、经络、脏腑、阴阳、病因、病理、营卫、腧穴、针刺等基础理论，同时也列述了一些病证。该书以基础理论为主，结合部分临床医学，在基础理论中以脉诊、脏腑、经脉、腧穴为重点。书中对命门和三焦的学术见解及所论七冲门（消化道的 7 个重要关口）和八会（脏、腑、筋、髓、血、骨、脉、气等精气会合处）等名目，丰富和发展了中医学的理论体系。该书还明确提出“伤寒有五”（包括中风、伤寒、湿温、热病、温病），并对五脏之积、泻痢等病多有阐发，为后世医家所重视。

4.2.3 张仲景与《伤寒杂病论》

张仲景，东汉末医学家，名机，字仲景，东汉南阳郡（今河南南阳）人。汉末，由于疫病肆虐，张仲景出于拯夭救枉之心，“勤求古训，博采众方”，在《黄帝内经》《难经》的基础上，进一步总结前人的医学成就，并结合自己的临证经验，写成我国第一部临床医学专著《伤寒杂病论》，此书经晋代王叔和及宋代林亿等先后整理为《伤寒论》和《金匮要略》，使之得以广为流传。

《伤寒论》着重探讨外感疾病的诊治问题，它归纳了外感疾病发生、发展的大致规律，分析了疾病不同阶段的变化特点及诊疗要点，提出了外感疾病的六经辨证纲领，并载方 113 首。《金匮要略》着重探讨内伤杂病的诊治问题，书中以病分篇，论述了 40 多种疾病的因、机、证、治，贯穿着内伤杂病的脏腑辨证方法，并收载方剂 245 首。《伤害杂病论》历来被推崇为“方书之祖”。《伤寒论》和《金匮要略》不计并见的重复方，共计有 323 个方剂。这些方剂，大多有理有法、组方严谨、选药精当、药味不多、主次分明、变化巧妙，深为古今中外之医家所折服，如麻黄汤、麻杏石甘汤、四逆汤、茵陈蒿汤、桂枝汤、五苓散、大承气汤、白虎汤、当归芍药散等基础方剂，经久不衰，至今常用。后世大量常用名方，大多以这些方剂为基础化裁而成，或是效仿张仲景药物配伍组方规律，依据理法而选药组成。所以说，张仲景确立了中医诊治的辨证论治体系和理、法、方、药等运用原则，从而使中医理论与临床融贯成一体，为临床医学的发展奠定了坚实的基础。

4.2.4 “堂”与“冬至吃饺子”的由来

张仲景不但辨证准确、医术高明，而且医德高尚。在任长沙太守期间，正值疫疠流行，许多贫苦百姓慕名前来求医。他一向反对封建官吏的官老爷作风，对前来求医者总是热情接待，细心诊治，从不拒绝。开始他是在处理完公务之后，在后堂或自己家中给人治病；后来前来治病者越来越多，使他应接不暇，于是他干脆把诊所搬到了长沙大堂，公开坐堂应诊，首创了名医坐大堂的先例，他的这一举动，被传为千古佳话。后来，人民为了纪念张仲景，便把坐在药店内治病的医生通称为“坐堂医”。这些医生也把自己开设的药店取名为“××堂药店”，这就是中医药店称“堂”的来历。

“冬至吃饺子”的习俗也和张仲景有关，传说张仲景在退休告老还乡的时候，正赶上那年冬天，寒风刺骨，雪花纷飞。在白河边上，他看到许多穷苦老百姓衣衫褴褛，耳朵都冻坏了，就研制出御寒的“祛寒娇耳汤”，天气变冷的时候就吩咐人熬出给大家喝。延至后来，“祛寒娇耳汤”被替换成了饺子。而张仲景第一天分“祛寒娇耳汤”恰好是冬至，所以就有了在冬至这天都要包一顿饺子吃的习俗，并且人们都认为，冬至这天吃了饺子，冬天耳朵就不会冻了。

4.2.5 “外科鼻祖”华佗

华佗（？—208），东汉末医学家，字元化，一名旉，沛国谯（今安徽亳州）人。华佗与董奉、张仲景（张机）并称为“建安三神医”。华佗少时曾在外游学，钻研医术而不求仕途。他医术全面，精通内、妇、儿、针灸各科，尤其擅长外科，精于手术，被后人称为“外科圣手”“外科鼻祖”。

《三国演义》第75回有一段华佗给关羽刮骨疗毒的故事。关羽在战斗中右臂被敌人射中一箭。箭头有毒，毒已入骨，又青又肿，不能动弹。名医华佗听说关羽箭伤不愈，表示能为他割开皮肉，刮骨去毒。手术进行中，华佗刮骨的声音悉悉刺耳，周围的人心惊胆战，掩面失色，而关羽却依然饮酒弈棋，若无其事。等到华佗刮尽骨上的毒，敷上药，缝上线，手术告成，关羽便大笑而起，高兴地说："先生真是神医。看，我的手臂已经屈伸自如，毫无痛楚了。"华佗也说："我一生行医，没有见过像您那样沉着坚强的人，真是大丈夫!"

但并不是所有的人都能忍受手术的痛苦，手术引起的剧烈疼痛甚至会让人晕厥，严重影响手术的实施，这该怎么解决呢？日常生活中，可以见到这样的场景：一个醉汉，躺在街头，无论旁人如何呼唤都不能将其唤醒，无论你对他做什么，他都没有反应，醉醒后也若无其事。因此可以推断，一定存在一种方法能让人失去知觉而不知疼痛。华佗总结前人的用药经验，四处采摘能使人麻醉的中草药，经过反复试验，终于制成了一种麻醉药，叫作麻沸散。麻沸散的发明在2～3世纪，而西方使用乙醚或笑气进行全身麻醉是在19世纪40年代，比中国晚了1 600多年。有了麻沸散之后，患者的痛苦减轻了，手术进行的也更顺利了。有一次，一个人肚子痛得很害，被送到华佗那里。华佗诊断为肠痈，就是现在常说的阑尾炎。他对患者家属说："针灸已经晚了，非开刀不可。"经家属同意，华佗给患者服用了麻沸散，等患者失去知觉后剖开他的腹部，割去溃烂的阑尾，洗净伤口，再用线缝合，在伤口处敷上药膏，四五天以后，患者的伤口长合了，一个月左右完全康复。华佗妙手回春，治好了许多濒危的患者，人们感激他，赞扬他，尊称他为"神医"，后世人们也常用"华佗再世"来称赞医术高明的医生。

华佗还重视预防疾病，提倡体育锻炼，从而提高抗病能力。可见东汉时期人们已经有了防病养生的意识和方法。他对弟子吴普说："人的身体必须经常活动，但不能过度。经常活动能帮助消化，促进血脉流通。譬如门户枢纽，由于经常在动，就不容易被虫蛀。"他发展我国古代医疗体育"导引"的做法，仿照虎、鹿、熊、猿、鸟五种动物的动作，创造了一套行之有效的五禽戏。吴普按照五禽戏的规定动作，经常锻炼，活到90多岁，还是耳聪目明，牙齿坚固。现代实验验证，五禽戏有改善和调理心肺功能、预防心脑血管疾病、提高腰背力量和骨密度的作用，非常适合中老年人长期练习。

秦汉时期出现的上述医著，从不同方面奠定了中医理论体系的基础，形成了中医学的学术模式，确定了中医学理论体系发展的基本路径。

4.2.6 缇萦救父

淳于意（约前205—?），西汉初齐临淄（今山东淄博东北）人，姓淳于，名意。淳于意曾任齐太仓令，精医道，辨证审脉，治病很灵验。曾从公孙光学医，并从公乘阳庆学黄帝、扁鹊脉书，也是“诊籍”制度的创始人。《史记》记载了他的25例医案，称为“诊籍”，是中国现存最早的病史记录。

相传齐文王（前178—前164年在位）患肥胖病，气喘、头痛、目不明、懒于行动。淳于意听说后，认为文王形气俱实，应当调节饮食，运动筋骨肌肉，开阔情怀，疏通血脉，以泻有余。可是有一庸医施以灸法，使文王病情加重致死。于是王公贵族诬陷淳于意：“不为人治病，病家多怨之者。”加之同时赵王、胶西王、济南王请淳于意为其治病而未至，官府听信诬告，把淳于意传到长安受刑。淳于意生有五女，当皇帝诏书进京问罪时，他感伤无男随行。于是小女儿缇萦坚持随父进京，并上书朝廷，申述父亲无罪，并愿意为奴以换取父亲的自由。经汉文帝诏问，淳于意被赦免而回故里。淳于意在应诏回答汉文帝询问时叙述了自己学医、行医的经过、业务专长、师承、诊疗效果、病例等，共计25个病案。他所答诏的病案格式一般均涉及患者的姓名、年龄、性别、职业、籍里、病状、病名，诊断、病因、治疗、疗效、预后等，史称“诊籍”（即诊病的簿记），反映了淳于意的医疗学术思想与医案记录上的创造性贡献。

4.3 晋隋唐时期——继承、提高阶段

晋、隋、唐至五代，前后700余年，中医学的发展呈现出分支学科在分化中日趋成熟、临床各科大发展及中外医学交流广泛等特点，在对病证及其原因和机制的认识、诊断技术、医方创制、新药发展及临床各科等方面，均取得了较大成就。

4.3.1 王叔和与《脉经》《伤寒杂病论》

王叔和（201—280），名熙，高平（今山西高平，一说山东济宁）人。魏晋之际的著名医学家、医书编纂家。在中医学发展史上，他做出了两大重要贡献，一是著述《脉经》，一是整理《伤寒杂病论》。

《脉经》是我国第一部完整而系统的脉学专著，全书计 10 万多字，10 卷，98 篇。《脉经》总结发展了西晋以前的脉学经验，将脉的生理、病理变化类列为脉象 24 种，对临床有重要参考价值。

王叔和对《伤寒杂病论》的整理，对医学精华的延续做出了不可磨灭的贡献。魏晋连年的战争，许多书简都散落佚失或残缺不全，身为太医令的王叔和深知这部医学巨著的伟大价值，心中十分不忍，便下定决心使这部旷世的奇书恢复其真正的面貌。于是他搜集仲景旧论，到各地寻找该书的抄本，终于找全了关于伤寒的部分，并加以整理和修复，将其保留了下来，就是我们今天见到的《伤寒论》。王叔和的功劳，用清代名医徐大椿的话说，就是“苟无叔和，焉有此书”。

4.3.2 王叔和开棺验尸

王叔和刚开始行医的时候，有一个有趣的故事。太行山下有个济州城，城里有家“济生堂”药店，新聘任一位坐堂医生，其治病配药颇具神通，特别精于内科诸证。

一天，济州城里有一贫寒之家出殡，那口薄板棺材从济生堂抬过时，沥下几点鲜血。正在柜台前坐堂的先生瞥见血迹，陡然一惊，再定睛细看就大叫：“那出殡的，如何将活人往外抬?”出殡队里哀哭的、哀歌的、吹打的，各司其职，无人理会。坐堂先生一急，上前拉住拉灵幡的半大孩子不放行，连声嚷道：“棺里是活人，棺里人没死!”出殡的队伍乱了套，几个后生以为他有意捣乱，扯住他就要打。吹鼓手是个老者，见多识广，看坐堂先生不像作恶的，止住年轻人，唤来一位中年汉子叫他裁夺。中年汉子姓午名逢生，棺里殓的正是他的妻子贾氏，年仅 28 岁，因产中血崩脱阳暴亡。当地风俗，年轻女人死于流血等证，统称“血光之灾”，为不连累家人街坊，须及早入殓安葬。当日贾氏刚刚昏死，族中长者便张罗出殡。午逢生中年丧妻，无限悲伤，听坐堂先生一说，甘愿开棺验尸。于是，几个愣小子一拥上前，“嘎吱”一声把棺盖撬开。坐堂先生立即掐按死者的人中、关元等穴，顷刻之间，贾氏开始换气，继而呻吟，再而略睁双目，半欠身子意欲起动。而这名坐堂先生正是王叔和。这一件医案，顷刻轰动了济州城。一时间，一传十，十传百，传到了都城许昌，王公大臣们便三聘五请，硬把王叔和弄到京都当了太医令。

4.3.3 巢元方与《诸病源候论》

巢元方为隋朝的太医博士，其建立了中国历史上最早的医学教育“太医署”，这也是世界文明史上最早见于记载的、规模宏大的官办医学教育机构。其编著的《诸病源候论》是我国第一部探讨病因病机理论和临床证候学的专著，该书以1 729论分述内、外、妇、儿、五官、皮肤等诸科病证的病因、病机和症状，尤重于病源的研究，如指出疥疮是由疥虫所致，寸白虫病是因吃不熟的牛肉造成，“漆疮”的发生与体质有关，某些传染病是由自然界“戾气引起”。书中还记载了肠吻合术、人工流产、拔牙等手术，说明当时的外科手术已达到较高水平。书中对疾病的症候、病机进行了新的探讨，对中医病理学说的形成，做出了杰出贡献。

4.3.4 大医精诚——“药王”孙思邈

唐代孙思邈学识渊博，在《备急千金要方·序例》中论述了作为“苍生大医”的两个基本条件：“精”“诚”。所谓“精”，是指精深的医学造诣和精湛的医疗技术。他在《大医习业》中指出，凡想学医并想成为一名真正的好医生，首先必须熟读古代的医药典籍、熟记医学理论和各家的学术经验。所谓“诚”，就是对病家、对同道怀有一片赤诚之心。孙思邈在《大医精诚》中指出，凡大医治病，必须安神定志，无私心杂念，先发大慈恻隐之心，誓愿普救人们的疾病伤痛。假如遇到患有疮痍、下痢、臭秽不可瞻视或人所恶见的患者，但发惭愧凄怜忧恤之意，不得起一念芥蒂之心。

孙思邈首先诠释了医者应有的风范。关于大医之风度仪表，孙思邈认为须得端庄，望之俨然，度量宽宏，从容不迫，不皎不昧。诊断疾病应专心致志，详察形候，纤毫勿失。处方用药或施针刺，不得有误。遇到危重急症，要临事不惑，审谛覃思，不能在患者的性命大事上草率，或以此来夸耀自己，去追求虚名。到了患者家里，即使绫罗满目，也不要东张西望，不要被音乐、佳肴、美酒所迷惑。为医之法，不得多语调笑，谈谑喧哗，道说是非，议论他人短长，炫耀自己，恶语攻击同道，妄自尊大。偶然治好一病，不要仰首戴面，自以为了不起。这些都是医家特别要注意的道德问题。

孙思邈集录东汉至唐初各家医论、治疗方剂，并将个人治疗经验融汇其中，编成《备急千金要方》。首篇所列的《大医精诚》《大医习业》为中医伦理学奠定了基础；其妇、儿科专卷的论述，奠定了宋代妇、儿科独立的基础；其治内科病提倡以脏腑寒热虚实为纲，与现代医学按系统分类有相似之处，其中将飞尸鬼疰（类似肺结核病）归入肺脏证治，提出霍乱因饮食而起，以及对附骨疽（骨关节结核）好发部位的描述、消渴（糖尿病）与痈疽关系的记载，均显示了很高的认识水平；针灸孔穴主治的论述，为针灸治疗提供了准绳，阿是穴的选用、“同身寸”的提倡，对针灸取穴的准确性颇有帮助。

孙思邈晚年回到故乡，住在罄玉山。这里山势巍峨，古柏茂密，胜迹颇多。他继续从事医药研究，坚持著述，于逝世前又撰成了《千金翼方》30 卷，书名取“輗軏相济”“羽翼交飞”之意，借以对 30 年前撰成的《备急千金要方》进行补充并对新的学术经验做一总结。

孙思邈重视地道药材，强调药物的栽培、采集、炮制、管理、贮藏方法。他很讲究药物的实际效果，反对滥用贵重药品。为了提高药物疗效，他提倡自种自采和亲自动手炮制。为了提醒人们对地道药材的重视，他还列了专节论述地道药材，他认为药材地道与否直接关系到临床治疗效果的好坏。由于孙思邈在用药方面有卓越的贡献，所以被后人尊为“药王”，在全国许多地方都有纪念他的庙宇祠堂。在临证方面，孙思邈发展了张仲景的伤寒学说。他既重视前人的宝贵经验，又尊古而不泥古，他把《伤寒论》的内容，比较完整地收集在《千金翼方》中，为后世研究《伤寒论》提供了较可靠的版本依据。他创立了从方、证、治三方面研究《伤寒论》的方法，这种方法成为以后“以方类证”的开端。

在此历史阶段，第一部官修本草《新修本草》编撰完稿，著名医家皇甫谧在针灸学方面做出了卓越的贡献，民族医学藏医学有了较大的发展，这些内容也将在本书中介绍。

4.4 宋金元时期——学派涌现、理论突破阶段

宋、金、元时期的医家们在前代的理论和实践基础上，结合自己的阅历和临证体会，提出了许多独到的见解。在各抒己见、百家争鸣的氛围中，中医理论在一些方面取得了突破。

4.4.1 病因学巨著《三因极一病证方论》

宋代陈无择的《三因极一病证方论》，在中医病因学方面提出了著名的“三因学说”。他在梁代陶弘景《肘后百一方·三因论》的基础上，确立了“外因、内因、不内外因”的病因分类说，使中医病因学说更加系统化和理论化。

全书共18卷，将病因归纳为三大类：外感六淫为外因，七情内伤为内因，而饮食所伤、叫呼伤气、虫兽所伤、跌打损伤、中毒、金创等为不内外因。该书以病因与病症相结合的办法，系统阐述了三因理论。这一病因三分法，是对宋代以前病因理论的总结，对其后病因学的发展，影响极其深远。

4.4.2 农民起义与解剖学的发展

北宋时期的解剖学取得了跨越式的发展。庆历年间（1041—1048），广西起义领袖欧希范等56人被统治阶级诱杀。行刑时，州吏吴简命医生与画工等剖腹探索，共解剖了50具尸体，由此对尸体的喉部、胸腹腔脏腑进行了详细观察比较，并由画工宋景绘成图谱，这就是后来的《欧希范五脏图》。

杨介考订校正的《存真环中图》也是这一时期的著名解剖著作，“存真”指脏腑，“环中”指经络。本书绘述从咽喉到胸腹腔各脏腑的解剖，并对经脉的联附、水谷的泌别、精血的运输等情况，进行了较细致的观察与描述，是我国较早

的人体解剖图谱，但原书已佚。

4.4.3 金元四大家及其理论

金元时期，中医学术界涌现了各具特色的医学流派，理论的争鸣大大促进了中医理论的发展。其中最具代表性的是刘完素（河间）、张从正（子和）、李杲（东垣）和朱震亨（丹溪），后世合称为“金元四大家 ”。

刘完素在系统研究《黄帝内经》运气学说和病机学说的基础上，形成了以“主火论”为特点的学术思想，倡“六气皆从火化”和“五志过极皆为热甚”之说，认为百病多因于火，治疗疾病以寒凉为主，后世称之为“寒凉派”。刘氏的学术思想和临床经验，为后世温病学说的产生开创了先河。

张从正精研仲景《伤寒论》汗、吐、下三法，认为凡病皆因邪而生，“邪去则正安 ”，故治疗疾病多以汗、吐、下三法攻逐邪实为主，反对滥用补药，后世称之为“攻邪派”（“攻下派”）。

李杲着重研究脾胃元气的理论，提倡“人以元气为本”“内伤脾胃，百病由生 ”之说，主张治疗疾病以调补脾胃为主，善用益气升阳方药，后世称之为“补土派”（“脾胃学派 ”）。另外，李氏还提出了内伤发热的独特见解，认为它既不同于外感发热，又不同于阴虚发热，多因阳气不升、谷气下降、阴火上冲等所致，对中医学术的发展亦颇有影响。

朱震亨集河间、子和、东垣之学，善治杂病，创见颇多。他受理学影响较大，并结合江南气候特点，倡言“阳常有余，阴常不足”，认为湿热相火为病，十之八九，治病以滋阴降火为主，后世称之为“养阴派”（“滋阴派 ”）。此外，朱震亨提出了“气血冲和，万病不生，一有怫郁，诸病生焉。故人身诸病多生于郁”的观点；他还认为痰是重要的致病因素，提出“百病多因痰作祟”之说。

金元四大家之论，虽各有不同，但都以实践经验为基础，各有发明与创见，从不同的角度充实和发展了中医学理论。

4.5 明清时期——综合汇通、深化发展阶段

明清时期，中医学的发展出现了对前期理论学说进行分析评价、综合汇通的总趋势。各医家在集古代中医基础理论大成的基础上，结合该时期医家的临床经验和哲学研究成果，经过反复探讨，提出了许多创见，使中医理论体系得到了进一步的发展。

4.5.1 命门学说

赵献可、张介宾等致力于探讨生命的本质和原动力，探索调节人体全身脏腑阴阳的枢纽所在，由对《难经》的“左肾右命门说”的争论，发展形成了“命门学说”，为脏象学说增添了新的内容，为调整阴阳提供了理论依据及具体的治疗方法。

目前关于命门的位置有四种说法：《难经》认为右肾为命门，张介宾等认为两肾总号为命门，赵献可等认为两肾之间为命门，孙一奎等认为命门为肾间动气。

4.5.2 解剖学大成者王清任

王清任（1768—1831），字勋臣，直隶玉田（今属河北）人。年轻时即精心学医，并于北京开一药铺行医，医术精深。因其精究岐黄，对古书中对人体构造的描述与实际不符的情况进行了批评和修正，其革新精神甚得好评。

王清任重视解剖，改正了前人有关“内景图说”中的人体解剖方面的错误，著成《医林改错》，这是一部几百年来令医学界争论不休的书。书中主要阐述了两个方面的观点。其一便是“改错”，王清任认为，我国古代医书中对人体脏腑的位置、大小和重量的描述并不确切，他曾在瘟疫流行的灾区观察未掩埋的儿童尸体300多例，逐一进行了解剖，绘制了大量的脏腑图。另一观点主要表明了他对人体气血的一个特殊认识。他认为气与血皆为人体生命的源泉，但同时也是致

病因素。不论外感内伤，对于人体的损伤，皆伤于气血而非脏腑。气有虚实。实为邪实，虚为正虚；血有亏瘀，亏为失血，瘀为阻滞。他认为瘀血是由于正气虚，推动无力造成的，故血瘀证皆属虚中夹实。故而他倡导“补气活血”和“逐瘀活血”两大法则，这就是他著名的“瘀血说”。

4.5.3 温病

温病学在明清时期也取得了跨越式的发展，吴有性提出了感染“戾气”为传染病发病主因的新观点，叶天士著书《温热论》，阐明了温热病的发生、发展规律，创立了温热病的卫气营血辨证理论，吴鞠通著书《温病条辨》，创立了温病的三焦病机传变规律及其辨证论治方法，促使温病学说日趋成熟。

另外，这一时期的蒙医药也取得了很大的成就，涌现出许多优秀的蒙医药学家和蒙药典籍，其中较有影响的是松巴·堪布—伊舍巴拉吉尔的《西勒嘎日·莫隆》(《识药晶鉴》)，该书是蒙药的奠基篇。

4.6 近代与现代——系统化、多元化、理性化阶段

近代与现代，随着社会制度的变更，西方科学技术及思想文化的传入，以及中国传统哲学思想的几近中断，中医学的发展呈现出新的趋势：一方面继续收集和整理前人的学术成果；另一方面积极吸收采纳现代科学包括西医学的成果，走向中西医结合与多学科研究的道路。

中医理论的发展表现出三方面的趋势。第一，通过现代医学家的研究、疏理而更加系统、规范。成书于 20 世纪 80 年代的全国统编教材《中医基础理论》即为其标志与起点。第二，用哲学、控制论、信息论、系统论、心理学，以及包括现代医学在内的现代科学技术等多学科方法研究中医，使中医理论体系得到很快的发展，此类代表作有姜春华等《肾的研究》、金益强等《中医肝脏象现代研究与临床》、危北海等《中医脾胃学说应用研究》、匡调元《中医体质病理学》、孟竞壁等《十四经脉显像探秘：卫行脉外小分子循经运输通道系统的研究》、雷

顺群等《内经多学科研究》等。第三，从哲学及科学方法论的角度，对中医理论的研究及其在中医学科发展中的地位，不断反思，正确认识中医理论经验科学与人文科学相结合的性质，区分中医理论的实证和非实证两种类型，以正确选择中医理论的研究方向和方法，使中医理论的研究逐步从解释、证实性研究过渡到主体创新性研究。

中医的发展之路在某种层面上映射的是华夏民族的发展历程，中医的繁荣昌盛是中华民族五千年文明辉煌延续的有力支撑，中医要继承，更要在继承中发扬和创新，只有这样，中医的璀璨路程才能越走越远。

5　杏林奇葩

自从有人类活动开始，先人们就开始了对人类自身奥妙的探索，在与大自然的抗争、与病魔的斗争中，他们偶然发现触碰身体的某些部位可以减轻痛苦，对身体康复起到很大促进作用，经过不断积累，人们逐渐了解人体全身上下内外是一个整体，通过经络相互联系，沟通内外。发生在人体内部的疾病可以通过经络相互影响，并在体表有相应的表现。通过针刺或者按压相应的部位对疾病有缓解或治疗作用，在现代人们看来神秘又神奇的针灸，不是凭空想象出来的，而是我们先人在医疗实践中对人体和疾病不断探索的结晶。如今，随着人们生活环境逐渐变化，生活节奏不断加快，不断出现新的疾病困扰着我们，而我们先人流传下来的精湛技艺和完整理论在预防疾病、保障健康方面依然发挥着不可替代的作用。

5.1　针灸——走向世界的奇迹

2010 年 11 月 16 日，是一个值得纪念的日子，这一天，联合国教科文组织决议，将中医针灸和京剧列入“人类非物质文化遗产代表作名录”，这是令人鼓舞和欢喜的一个大好消息。针灸是我国传统医学的精华，经过了千百年的经验积累和总结，但至今还难以用现代科学语言完全解释清楚，其传统技艺同样也难以用现代科技所替代，在这种情况下能被越来越多的国家和人民所接受，可以说是我国传统医学为世界贡献的一个奇迹。

5.1.1　从砭石到九针

早在远古时期，人们有时偶然被一些尖硬物体，如石头、荆棘等碰撞了身体表面的某个部位，会出现意想不到的疼痛被减轻的现象。类似情形多次重复出现后，便引起了人们的注意。他们开始有意识地用一些尖利的石块来刺身体的某些部位或人为地刺破身体使之出血，以减轻疼痛。到了新石器时代，人们已掌握了挖制、磨制技术，能够制作出一些比较精致的、适合于刺入身体以治疗疾病的石器，这种石器就是最古老的医疗工具砭石。除了用来刺入身体以治病外，砭石在当时还常用于外科化脓性感染的切开排脓，所以又被称为针石或镵石。可以说，砭石是后世刀针工具的基础和前身。

1963 年，在内蒙古多伦旗头道洼新石器时代遗址中出土了一枚经过磨制的石针，长 4.5 厘米，一端有锋，呈四棱锥形，可作针刺之用，另一端扁平，有半圆形弧刃，刃部宽 0.4 厘米，可以切开痈肿。而在山东日照两城镇龙山文化遗址中发现的两枚锥形砭石，器身均为圆柱形，其一长约 9.1 厘米，两头磨尖，分别为三棱针锥体（粗端）和圆锥体（细端）；另一长约 8.3 厘米，尖端为三棱锥体，长而锐利。又如 1965 年在湖南长沙接驾岭西南新石器时代遗址中出土的一口石刀，长约 6 厘米，宽约 3.2 厘米，其上有一圆孔，可用来切开皮肉。由此原始的针刺工具鲜明地展现在世人面前。

砭石作为石器时代的产物，起初并不是作为专用的治病工具出现的，尤其是旧石器时代，石器工具的制备相当粗糙，大多是稍作敲打的天然石块。用于生产的石器工具，在人体出现痈疡时可以用来切开排脓。在新石器时代，由于石器制作技术的进步，在距今五六千年以前的新石器时代逐渐形成了专用的医疗石器——砭石。

《说文解字》对砭石的解释为“以石刺病也”，这是前人对砭石高度概括的总结。《灵枢・玉版》说“故其已成脓者，其惟砭石铍锋之所以取也”；《难经》二十八难称“其受邪气，畜则肿热，砭射之也”；《素问・病能论》云“夫气盛血聚者，宜石而泻之”；《素问・血气形志》曰“病生于肉，治之以针石”等。

从砭石到金属九针的过渡中，有一些用动物骨骼、彩陶及野生竹子做成的像石针一样的针具起到了承上启下的作用。在山顶洞人遗址中，人们见到了一端带孔的骨针，长约 8.2 厘米，粗约 0.3 厘米，削制精细而坚韧，可以作为缝纫工具，当然亦可用于医疗。而在山东平阳县朱家桥商周遗址中出土的骨针，长约 8

厘米，锐端为圆锥尖，钝端卵圆，则可以作为针刺专用工具了。1988 年在安徽蚌埠的考古发掘中，出土了距今五六千年的骨针。而陶针的实物，在城子崖龙山文化遗址出土文物中有 2 枚，其一长 5.5 厘米，两头皆圆锥尖，形如橄榄，另一长 8.8 厘米，一端为圆锥，另一端为卵圆，与金属针文物相类同。至于竹针，因其难以保存，至今尚无实物发现，但是从“箴”字上，我们可以认为它的会意是用竹制成的竹针。

1978 年在山东省微山县两城山出土的东汉画像石中，有 4 块上半身为人、下半身为鸟的神物浮雕，面对着鱼贯而来的人群，神物一手握着为首一人的手腕，一手做扬举之状。其中有 2 幅，可明显看出神物手重握一针形器物，对着来人的肢体。考古学者考证这幅画像是带有浓厚神话色彩的针灸行医图，半人半鸟的神物形象来源于原始时代的图腾，也很可能是扁鹊称号的由来。从画像中看，由于针形器物的粗细不同，持针的姿势也不一样。对粗的针形器物是持其中间，如砭石之用法，而对细的针形器物则持其一端，如同金属针的用法。在有细针的这一幅画像上，被刺者的头旁和手上部有排列整齐密集的短而直的细线，为金属针所特有。这表明了从战国到秦汉这个历史时期砭石与金属针并用的情况。而首次发现古代青铜器砭针是 1978 年在内蒙古达拉特旗树林召公社，从一批古青铜器中发现了一根青铜针，这个被认为是战国至两汉这个历史时期的器物，长 4.6 厘米，器身为棱形，它与头道洼砭石的形状与大小极为相似，并且与西汉刘胜墓出土的金银针实物的形制上一脉相承，如其用手夹持的部位都是四棱形等。在河南新郑的一座春秋战国的郑韩故城遗址，出土了一根长 6.3 厘米的磨制针形器，直径约 0.7 厘米，一端卵圆，另一端呈三棱锥形，锋尖缺损，针灸史学家认为九针中的圆针、锋针即由此仿制而来。

《灵枢》中所言九针不同的形状与性能，提示临床应按不同的病症而施用不同的针具，其中含有病不同针、针不同法的意义。经过不断的临床实践，发展至今，九针亦发生了一些演变。镵针作为浅刺的工具，后人又称之为箭头针，用作浅刺放血，目前临床已很少采用，发展为皮肤针或丛针；圆针后人称之为圆头针，鍉针即近人所言推针，两者目前临床常用于皮肤浅表的按压与揩摩；锋针发展为目前的三棱针，用来刺血泻络，为临床常用；铍针又称为剑针，已为外科临床所用；毫针是目前临床针具运用的主体，运用甚广，它替代了圆利针的使用；而毫针加长则演变为长针，进一步发展形成了现在的芒针；毫针加粗后演化为大针，大多是作为火针使用。针具质地也由钢铁或金银发展为普遍使用的不锈钢，坚硬而富有韧性。对于毫针，临床上根据长短、粗细又有许多类型，以适应不同的病症、体质与部位，大大丰富了九针的内容。

灸法产生于火的发现和使用之后。在用火的过程中，人们发现身体某部位的病痛经火的烧灼、烘烤而得以缓解或解除，继而学会用兽皮或树皮包裹烧热的石块、沙土进行局部热熨，逐步发展为以点燃树枝或干草烘烤来治疗疾病。经过长期的摸索，选择了易燃而具有温通经脉作用的艾叶作为灸治的主要材料，于体表局部进行温热刺激，从而使灸法和针刺一样，成为防病治病的重要方法。由于艾叶具有易于燃烧、气味芳香、资源丰富、易于加工贮藏等特点，因而后来成为了最主要的灸治原料。

针与灸是治疗方法的两个方面，针法多用来治疗急性病，灸法多用来治疗慢性病。针灸疗法包括针刺和灸灼两种不同的治疗方法。针刺法也称针治法，是运用一定的操作手法，把由金属制成的、形体细长而尖的针刺入人体的某一固定的部位（穴位），使人体接受针刺后产生酸、麻、胀、重等感觉，从而产生治疗疾病的作用。灸灼法也称为灸治法，是将艾绒揉成小团或长条状，点燃后放在（或靠近）人体体表的某些固定的部位，施行热熨或熏，从而达到治疗疾病的目的。

说到针灸就不能不说腧穴，也称穴位。腧穴的本义是指人体气血输注的孔隙或通道，它作为针灸施术的部位，其名称在古代医籍中多有不同，有砭灸处、节、会、气穴、气府、骨空、骨孔、孔穴、穴道等众多名称，它反映了人们在不同时期对腧穴概念的各种认识。目前认为腧穴的概念是人体脏腑经络之气输注于体表的部位，与古人的认识一脉相承。

古人在产生病痛时，往往会下意识地去按压或抚摩痛处，而当人体产生脓疡时，就会用劳动工具如砭石等割刺脓疡，其目的在于缓解疼痛，这个过程与其说是医疗行为，还不如说是本能所使，就如动物在受伤后会吮吸自己的伤口一样，完全是种无意识的行为。然而人类能从中寻求本质，由原来的被动行为转化为主动行为，使人体再次出现病痛时，通过主动按压或砭刺一些特殊的部位来缓解疼痛，这是个显而易见的进步，但以此来说明此时就有了腧穴的概念显然也是牵强的，因为在当时古人的认识水平还没有可能使其意识到这些部位就是后来被称之为腧穴的地方，并且这些部位存在着范围的广泛性与部位的不确定性等特点，与后来所确定的腧穴概念不可同语。这可以从目前最早的医书——长沙马王堆出土的医籍中得到充分的体现。从《黄帝内经》有关腧穴理论的记载来看，其内有许多对腧穴理论框架性结构的论述。至晋时《针灸甲乙经》的出现，腧穴理论则渐趋完善。《针灸甲乙经》对十四经腧穴做了全面系统的归纳整理，同时补充了《黄帝内经》许多腧穴的取穴法与部位，创立了交会穴的理论，并对每穴的别名、部位、取法、交会、脉气所发、刺灸方法、刺入深度、留针时间及禁刺禁灸等内容做了具体论述，对《黄帝内经》腧穴理论的框架结构做了完备而又周详的补充。这次历史性的总结，也使腧穴理论得以完善充实，后世历代对该书已厘定的腧穴变动较少，成了针灸取穴的标准而沿用至今。而唯一有重大变动的是经穴的分经排列。在元代滑伯仁《十四经发挥》中，将头身腧穴亦按经分类排列，使人体腧穴以十四经脉为统领，至此，腧穴的理论则完全确立了。

我国早在唐代就已经开设针灸医学专业，著名医家孙思邈在其著作《备急千金要方》中绘制了五色“明堂三人图”，成为历史上最早的彩色经络腧穴图，北宋时期著名的针灸学家王惟一撰成《铜人腧穴针灸图经》，并刻于石碑上供人们参抄拓印，还设计了两具铜人模型，外刻经络腧穴，内置脏腑，作为针灸教学和测试针灸医生的直观教具。明代，针灸学术发展至高潮，杨继洲著的《针灸大成》是在作者家传《卫生针灸玄机秘要》的基础上，汇集历代诸家学说和实践经验总结而成，是继《黄帝内经》《针灸甲乙经》后对针灸学的又一次总结。该书现有40余种版本，并译成英、法、德、日等多种文字，在国际上产生了深远影响，是后世学习、研究针灸的重要参考文献。

5.1.2 东方的阿波罗针灸号

1971年7月26日，伴随着阿波罗15号发射成功的消息，詹姆斯·雷斯顿在《纽约时报》上发表的一篇题目为《现在让我告诉你们我在北京的阑尾切除手术》的报道掀起了一股美国的针灸热。报道中阐述了他在中国体验针灸治疗的亲身经历，医生用针灸缓解了他的急性阑尾炎术后疼痛和其他症状。美国中医药专业学会会长李永明医师提及此事，称当时针刺麻醉报道的影响力毫不亚于当年同时期的阿波罗 15 号升空，这一重大事件似乎可称为“东方的阿波罗针灸号”成功登陆美国大陆，也从此逐渐传播到全世界。

20 世纪 90 年代，美国出现了第二次“针灸热”。1991 年 5 月，美国国立卫生研究院（NIH）决定承认中国针灸的合法地位，并拟正式应用于患者的临床治疗。第二年，美国国会便在 NIH 设立了替代医学办公室，专门负责对各种传统医学（包括针灸、中药、推拿等）进行科学评估，以此为依据进一步确立针灸医学在美国的社会地位。从此，“替代医学”这个新名词就以其独特的面貌出现在世界医学界和广大民众的面前。它涵盖的内容包括了几十种传统医学理论和方法。1998 年，在美国白宫和美国国会的支持下，NIH 终于成立了独立的补充替代医学中心。从此，在“替代医学”的前面增加了“补充”二字，正式称为补充替代医学。1997 年 11 月 3 日到 5 日，NIH 这个国际上规模最庞大、实力最雄厚的“超级”医学研究机构举行了关于针灸的听证会。这个听证会的目的在于为医疗保健从业人员、患者及一般公众提供一个具有权威性的评估报告，评价使用针灸治疗多种病症的疗效。这是 NIH 正式对针灸医学发展的介入，并且做出了权威、肯定的评价，这在美国历史上是破天荒的第一次。大会邀请了中国中医针灸界 23 位专家和学者，其中包括北京医科大学韩济生教授、上海医科大学俞瑾教授和曹小定教授。他们在大会上分别做了专题报告，得到了广泛好评。

据不完全统计，迄今为止全球已有 160 余个国家和地区开展针灸及中医药服务项目，部分国家还将针灸列入医疗保险，每年来中国学习自然科学的外国人中最多的是来学中医针灸。国外的针灸师至少有 20 万人，在欧洲，包括法国、德国、西班牙、意大利和荷兰大约每 1.5 万人中就有 1 家中医或针灸诊所。针灸在美国的应用也非常盛行，全美获得资格认证的针灸医生已经超过 1.4 万人，各个州都在使用针灸，美国军队也采用针灸治病。日本、韩国针灸医学发展相当快，在某些方面甚至已远超我国。针灸是我国传统医学的精华，是至今还难以用现代科技所替代的传统技艺。由于历史等原因，即便是资深的老中医也未必能够准确说出那些腧穴中的玄机，但针灸防病治病的历史悠久，为人类的健康事业做出了巨大的贡献，即便在西医进入中国的这200多年中，针灸依然是防治一些疾病的有效手段，世界卫生组织认可并向全球推荐的有43种疾病可以使用针灸治疗，针灸走出国门后于异国他乡大放异彩、“开花结果”，这是我们的骄傲和自豪，但我们更应该正确认识我们的国粹，把我们优秀的民族遗产保护好、继承好、发扬好。

5.1.3 皇甫谧和《针灸甲乙经》

我国现存最早、内容较完整的一部针灸著作是魏晋时期著名医家皇甫谧所著的《针灸甲乙经》，该书是集《素问》《灵枢》与《明堂孔穴针灸治要》三书中有关针灸学内容等分类合编而成的。原书根据天干编次，内容主要论述医学之理论和针灸之方法技术，故命名为《针灸甲乙经》。

皇甫谧（215—282），幼名静，字士安，自号玄晏先生，安定朝那（今宁夏固原东南）人。皇甫谧本是一位史学家，年近50岁时，因患关节炎，加之耳聋，开始钻研针灸医术，学习上述三书，并将其“事类相从，删其浮辞，除其重复，论其精要”而成书。《针灸甲乙经》在中国针灸疗法的发展中，发挥了承前启后、继往开来的重大作用。

该书在针灸理论上强调“上工治未病”，即要求一位高明的针灸医生要学会运用针灸来达到保健、预防疾病之目的。他所指出的“中工刺未成”则是强调仅能做到疾病早期治疗者，也只能算作一位比较好的针灸医生——中工。这表现了该书对预防疾病和提倡早期治疗的重视。他还说“下工刺已衰，下工刺方袭”，将不能做到预见和早期诊断治疗的针灸医生一概称为下工、下下工，视之为不合格的针灸医生。这一先进思想促成了中国历代针灸医生的勤奋学习和为发展针灸做出的重要贡献。同时，该书还对针灸用针之形状和制作、针灸之禁忌、针灸经络、腧穴部位之考订、针灸的临床适应证、针灸操作方法及临床经验的总结等进行了系统的论述。该书对针灸腧穴之名称、部位、取穴方法等，逐一进行考订，并重新厘定腧穴之位置，同时增补了典籍未能收入的新穴，使全书定位腧穴达到349个，其中双穴300个，单穴49个，比《黄帝内经》增加189个穴位，即全身共有针灸穴位649个。

《针灸甲乙经》在前人经验的基础上，提出适合针灸治疗的疾病和症状等共计800多种。例如，该书所分述的热病、头痛、痉、疟、黄疸、寒热病、脾胃病、癫、狂、霍乱、喉痹、耳目口齿病、妇人病等，阐明了针灸方法和临床禁忌，也基本上达到了条分缕析、内容丰富、学习者易于掌握的治疗学水平。该书强调针灸医生为患者施治时，必须掌握时机，根据患者的不同体质、不同病情，采用不同的针刺艾灸的手法和技术。要求选穴适宜，定穴准确，操作严谨，补泻手法适当等。该书还在选穴治疗方面论述了后世形成的子午流注针法的理论。《针灸甲乙经》专篇阐述了每日时辰不同与选穴、针刺补泻方法的关系，这一时间医学问题至今在临床上还在应用，并为国际学者所注目和研究。

书中对于针刺操作手法，从理论到具体操作要领，均做了比较具体的叙述。例如，介绍持针之姿势和方法，针灸施术必须全神贯注，审视患者接受治疗前后的神态反应，掌握针刺之浅深、方向、轻重及事故之预防，并对留针时间、艾灸壮数、某穴禁针、某穴不深刺等，均做了明确规定。所有这一切，既具有对前人经验的总结，又富有一定的创造性，具有重要的文献学价值，对指导后世针灸发展有着重大的意义。

《针灸甲乙经》是一部影响中国针灸学发展的重要著作，远在隋唐时期，就已作为医学教育的必学课本，并被视为经典。在此之后，不论是宋王惟一创制针灸铜人、著书和刻石以保针灸之正确流传，或是明清诸针灸学者编撰针灸书籍，几乎无不以之为主要依据。该书为针灸学在祖国医学史的延续和对世界范围内针灸知识的传播做出了不可磨灭的贡献。

5.1.4 王惟一与针灸铜人

王惟一是宋代著名针灸学家，曾任翰林医官。他对古医书中有关针灸理论、技术等方面的内容都有深入研究。他奉旨进一步对人体解剖、穴位、经络走向、针灸主治等进行细致研究，撰成《铜人腧穴针灸图经》3卷。宋仁宗看后，认为书中论述虽然精辟，但是学习的人操作起来可能还会有偏差，于是下令让王惟一制作针灸铜人模型，以便让学医者能更直观地学习针灸理论。针灸铜人由王惟一负责设计，朝廷组织全国的能工巧匠进行铸造，于天圣五年（1027年）铸成，共有两具，一模一样，被后人称为宋天圣针灸铜人。

这两具针灸铜人均为男性青年，裸体直立，体内中空，造型庄重、自然、真实，全身圆润，肌肉、骨骼、器官条理逼真，面部丰腴，端庄而安然自在，两目平视，口角内收，两上肢自然下垂，两足尖向前，五趾并拢，左右两足分开，立于特制的铜座上，左手拇指与中指自然弯曲，略呈环形，体现了宋代雕塑写实、自然的艺术风格。铜人头顶冠以可取戴的发髻。这两个针灸铜人高度与成年男子相近，外壳可以拆卸，胸、腹腔也能够打开，可以看见胸、腹腔内的五脏六腑，而且五脏六腑的位置、形态、大小比例都基本准确。针灸铜人有腧穴名 354 个、腧穴数 657 个，每个腧穴均与体腔相通，穴孔直径 3 毫米。铜人身体表面刻着人体 14 条经络循行路线，各条经络的腧穴名称都有详细标注。针灸铜人分为前后两部分，利用特制的插头来拆卸组合，体现了当时的人体美学艺术和较高的铸造工艺水平。其中一具置于医官院，供医官考核之用；另一具于天圣八年（1030 年）与刻制的图经碑石同置于大相国寺内，铜人与碑石二者共为一体，供天下医者学习和参考。

铸成针灸铜人后，王惟一又编成了《新铸铜人腧穴针灸图经》，由翰林医官院刊刻印发，颁行于各州。《新铸铜人腧穴针灸图经》的经络腧穴图还被刻于大相国寺仁济殿的针灸图石壁堂。这些石刻有部分被保存至今，残碑现分别展陈于中国历史博物馆、首都博物馆和北京石刻艺术博物馆，它们为研究我国医学史及针灸学史提供了珍贵的实物资料。针灸铜人的铸成，使教学更为标准化、形象化、直观化。很快，针灸铜人就成为针灸教学的模型，用于指导太医局里的学生学习。

有了针灸铜人，学生在进行针灸考试时，以针灸铜人为标本进行操作，能真实体现各人的技术水平。用针灸铜人考试的方法非常科学，考试前将针灸铜人的表面涂上一层蜡，用来遮盖针灸铜人上刻的腧穴名称、经络说明及腧穴上的针孔。铜人体腔内还要注入水银或水。学生考试时根据考官的出题，用针扎向针灸铜人的腧穴，如果针刺的部位不准确，针就不能扎进铜人体内；如果针刺的部位准确，正好扎在被堵上的针灸铜人腧穴点，针就能刺进去，并刺入体腔内，这样拔针之后，水银或水就会从针孔中射出。学生对于腧穴位置掌握得是否准确，可以非常明显地考查出来，而且标准统一。针灸铜人对于针灸教学是一个极大的促进。从此，宋天圣针灸铜人成为中国人修习针灸的圭臬，可能也是世界上第一个国颁医学标准。

5.2　中医手术——历史悠久的传统技艺

在原始社会，人们为求得生存，出现了用植物包扎伤口、拨去体内异物等最简单的外科治法。随后出现了用尖锐的砭石、石针刺开排脓治疗脓肿的方法。早在商代就有了中医外科疾病及手术方法的记载，周代中医外科成为独立专科，外科医生称为疡医。中医手术是中医外治法的方法之一，近似于常说的针刀，治疗范围遍及内、外、妇、儿、骨伤、皮肤、五官、肛肠等科，与内治法相比，具有“殊途同归、异曲同工”之妙，对“不肯服药之人、不能服药之症”，尤其对危重病症，更能显示出其治疗之独特，故有“良丁（高明的医生）不废外治”之说。

《黄帝内经》和《五十二病方》中记载了多种外科疾病及其手术治疗，《黄帝内经》提出了用截肢手术治疗脱疽。华佗创制中药全身麻醉药“麻沸散”，比欧洲发明全身麻醉药早1 000多年，并开创了剖腹手术。这一时期逐渐形成了中医外科的雏形。我国古代医家通过长期的临床实践，经过不断总结和提高，在明代已基本形成了系统规范的疡科手术方法，至西医传入我国，中医外科引入现代医学的麻醉方法、无菌观念，将其与传统手术技法及丰富的内、外治疗方法相结合，使中医外科手术得到了更大的完善。

5.2.1　众多手术器械的制作及其发展

随着手术内容的增加，医家逐渐发现不同的手术需要不同的手术器械，因而古人发明创新了许多手术器械。《卫济宝书》专论痈疽，记载了很多医疗器械如灸板、油捻子、炼刀、竹刀、小钩等及它们的用法。《圣济总录》记载有刀、针、钩、镊等。金代张从正《儒门事亲》记载的漏针及以漏针治疗阴囊积水的方法乃医学发展史上的一大发明。中医外科手术经过这一时期的进一步发展，在手术方法、手术器械制作方面更加成熟，为后来中医外科手术的发展打下了良好的基础。

清代高文晋所著《外科图说》卷首绘有外科用具 33 件，开医疗器具图解之先河，表明清代外科器具的发展已颇具水平。刘济川所著《外科心法真验指掌·刀针图式》载有各种器械 37 种，全部绘有图形，标有器具名称，并有文字说明其功用。

综上所述，中医外科手术在现代医学的麻醉方法和无菌观念传入我国前就已经形成了具有中医特色的、系统的、规范的手术方法及麻醉方法、消毒方法，并出现了各类经济实用、制作工艺简单的手术器械。不可否认，由于历史上科学水平和物质条件的限制，加上封建礼教的约束，中医外科医家们在艰难条件下发明的手术疗法，很多难以普及推广、流传后世。

5.2.2 华佗与麻沸散

华佗系东汉末年一位杰出的医学家，通晓内科、儿科、妇科、外科、针灸，尤其长于外科，有“外科鼻祖”之称，在医学上有很高的造诣，是我国使用药物麻醉剂的奠基人，是世界上最早使用麻醉法施行手术的医生，他对世界医学的发展做出了重大贡献，根据史籍记载，他曾用自创的酒服麻沸散进行全身麻醉，做腹腔肿块的切除手术。

时逢三国鼎立，战争频繁，军队和老百姓受伤的很多，由于没有麻醉药，手术时伤病员要忍受极大的痛苦。有一天，华佗为一个患烂肠痧的患者破腹开刀。由于患者的病情严重，华佗累得筋疲力尽。为了解除疲劳喝了些酒，一下子酩酊大醉。他的家人用针灸针刺人中、百会、足三里，可是没有什么反应。过了两个时辰，华佗醒了过来。家人把刚才他喝醉后扎针的经过说了一遍。华佗听了大为惊奇，难道喝醉酒能使人麻醉失去知觉吗？经试验后的结论是酒有麻醉的作用。后来动手术时，华佗就叫人喝酒来减轻痛苦。可是有的手术时间长、刀口大，光用酒来麻醉还是不能解决问题。

一次，华佗行医时又碰到一个奇怪的患者：患者牙关紧闭，口吐白沫，手攥拳，躺在地上不动弹。华佗上前看他神态，按他的脉搏，摸他的额头，一切都正常。他问患者过去患过什么疾病，患者的家人说："他身体非常健壮，什么疾病都没有，就是今天误吃了几朵臭麻子花（又名洋金花），才得了这种病的。"华佗听了患者家人的介绍，连忙说道："快找些臭麻子花拿来给我看看。"患者的家人把一棵连花带果的臭麻子花送到华佗面前，华佗接过花闻了闻，看了看，又摘朵花放在嘴里尝了尝，顿时觉得头晕目眩，满嘴发麻："啊，好大的毒性呀！"随后，华佗用清热解毒的办法治愈了这名患者，临走时，什么也没要，只要了一捆连花带果的臭麻子花。从那天起，华佗开始对臭麻子花进行试验，他先尝叶，后尝花，然后再尝果、根。结果表明，臭麻子果麻醉效果很好。华佗走访了许多医生，收集了一些有麻醉作用的药物，经过多次不同配方的炮制，终于把麻醉药试制成功。他又把麻醉药和热酒配制，麻醉效果更好。因此，华佗给它起了个名字——麻沸散。

5.2.3 金针拨障术

金针拨障术是中医眼科手术方法，又名针拨白内障术。金针拨障术最早见于唐代王焘的《外台秘要》一书中。《外台秘要》对白内障各期症状都有简单扼要的描述：白内障眼病初起时，患者"忽觉眼前时见飞蝇黑子，逐眼上下来去"。患者病情发展一般缓慢。眼部检查，发现"唯正当眼中央小珠子里，乃有其障，作青白色，虽不辨物，犹知明暗三光，知昼知夜，如此之者，名作脑流青盲眼"。白内障患者虽不辨物，但仍有光感。在白内障后期，"此宜用金篦决，一针之后，豁然开去而见白日。针讫，宜服大黄丸，不宜大泄"。记载中的"金篦"即治疗白内障最早的手术器械——金针。这一记载虽然没有明确指出具体的手术方法，但可肯定用金针拨障术治疗白内障在当时已是一种极为流行的手术方法。18世纪，我国的金针拨障术已取得相当成熟的经验。眼科医学家黄庭镜著成《目经大成》一书，书中将金针拨障术的操作方法归纳为八个步骤，称为金针拨障术"八法"，步骤有审机、点睛、射腹、探骊、扰海、卷帘、圆镜、完壁。

5.3 膏药——中医外治法的特色

膏药，古称薄贴，用植物油或动物油加药熬成胶状物质，涂在布、纸或皮的一面，可以较长时间地贴在患处，主要用来治疗疮疖、消肿痛等。我国医家有言："膏药能治病，无殊汤药，用之得法，其响立应。"贴膏药、外洗、热敷、按摩、推拿等都属于中医外治法的范畴，《五十二病方》及《黄帝内经》在这方面已积累了丰富的经验。《素问·至真要大论》记载："内者内治，外者外治。"中医外治法同样是在中医理论指导下，运用各种不同的方法将药物施于皮肤、孔窍、腧穴等部位，以发挥其疏通经络、调和气血、扶正祛邪等作用，从而促进机体功能的恢复，达到治病的目的。张仲景撰《伤寒杂病论》时，已总结有针、灸、温、烙、熨、药摩、坐药、洗浴、润导、浸足、灌耳、人工呼吸等外治法与外治技术。

古人的某些病痛在烤火后得到了好转，从中得到启示发明了灸法，继而发展成现在的艾灸，灸法也许就是最早的中医外治法，但在针灸疗法形成专门学问后，中医外治法范畴与概念产生了变化，针灸已由外治法概念中分离，因此，中医外治法专著多已不包括针灸疗法及其理论。而膏药一直是中医外治法中的特色，以其简便、经济、见效快流传至今。

说起外治法和膏药，我们一定会联想到"外治之宗"吴尚先。吴尚先（1806—1886），钱塘（今杭州）人，清代著名医学家，一生研究外治法，被誉为"外治之宗"。

清咸丰年间，帝国主义入侵中国，农民运动烽火四起，社会极不安定。吴尚先看到当地居民缺医少药，心里非常焦急。他在行医过程中，发现传统外治疗法有简便、经济、见效快的优点，其中尤以薄贴治病最受欢迎。薄贴不分男女老少，不论是肌肤之疾还是心腹之患，不用饮服汤药，一张膏药就能取得很好的效果，而且花钱又少，不影响劳作，所以深受广大劳苦百姓的喜欢。

同治四年（1865 年），吴尚先开设存济药局，延请高手专司摊膏，"每日自辰至戌，来诊者不以时限，随到随治，人咸乐其便"。吴尚先使用膏药为人治病，开始时人们心存疑虑，久病、重病者尤甚，以为膏药疗效不佳，登门求医者每天只有一二十人。但所患之病往往在数次治疗后痊愈。由于民众广泛宣传，求治者越来越多，门庭若市。“凡远近来者，日或一二百人，或三四百人，皆各以时聚”，最高峰时，不到一个月，就诊治患者两万多人。

由于吴尚先炮制的膏药外治有奇效，震惊全国，清代皇帝曾下圣旨以厚禄召他到清太医院奉事，他婉言谢绝，仍行医于民间，并以自制膏药赠送贫苦百姓。

吴尚先潜心医术，依据《黄帝内经》等书的理论，汇集民间经验，结合临床实践，着力于外治法的研究。他认为，“外治之理即内治之理，外治之药即内治之药”，“外治不仅可与内治并行，而能补内治之不及”。同治九年（1870 年），吴尚先在扬州观巷寓所著成了《外治医说》。这是一部以膏贴为主的外治法专著。门类排列包括敷、洗、熨、熏、浸、盦、擦、坐、嗅、嚏、刮痧、火罐、推拿、按摩等各种治疗方法，总结古代应用的经验和民间流传的秘方，两相结合。书中很重视使用膏，称“膏可以统治百病”，“膏中用药味，必得通经走络，开窍透骨，拔病外出之品为引，如姜、葱、韭、蒜、白芥子、花椒，以及槐、柳、桑、桃、蓖麻子、凤仙草、轻粉、山甲之类，要不可少，不独冰、麝也”。书中的许多内容和治疗方法，仍值得现代医学深入研究。

吴尚先独自研制了数十种膏药、方剂，总结出了膏贴、按摩、推拿、熏洗、火罐等 80 多种外治方法。该书以骈文体（即对偶句）写成，又称《理瀹骈文》，得到了国内外专家学者的高度评价，吴尚先被誉为“现代透皮给药的先驱”。吴尚先治病的方法，一概是外治法，主要有以下几种。

第一种是薄贴方法，是在身上贴膏药。他的膏药有许多种，不论内科、外科，多种疾病都可以用不同的膏药来治疗。

第二种是温热疗法。这种疗法包括九种方式：围炉发汗、烧坑发汗、熨斗熨、铁熨、瓦罐熨、热砂熨、瓶熨、热瓶吸、火熏。

第三种是水疗法，分水浴疗、水塌腹疗、热水熏蒸疗、冷水疗四种。

第四种是蜡疗法，即用黄蜡加热敷患处。

第五种是泥疗法，即用净黄泥调水敷。

第六种是发泡疗法，即用捣碎的蒜泥敷贴，使局部发泡。

吴尚先的外治法当然不止这几种。这些方法与现代理学疗法比较并不逊色，同时还有它的独到之处。吴尚先创立的内病外治法无疑是祖国传统医学的继承和创新。他的创新精神在于从理论上和实践上，对古代外治法进行了系统总结，使这一个简、便、廉、验的治疗方法得到了广泛的推广和运用。《理瀹骈文》是中国医学史上有特色的外治学著作，影响深远。

5.4 推拿按摩——没有痛苦的物理疗法

说起推拿按摩，我想我们每个人都不会陌生，因为它在我们生活中处处可见，医院有推拿科，街上有推拿馆，推拿按摩业的繁荣显示出人们对这项传统技艺的信赖和热衷。然而，当我们翻开历史会发现，它的发展也不是一帆风顺的。推拿按摩起源于远古时代，人类因寒冷或撞击、扭挫、跌损等外伤引起肢体麻木、疼痛时，都会出于本能地或自己或让同伴搓摩、按揉不适部位以抵御寒冷、减轻伤痛。这种自发的本能行为逐渐发展成自觉的医疗行为，形成了最古老的推拿按摩疗法。

春秋战国时期曾有名医扁鹊用按摩诸术治愈虢太子暴疾尸厥的记载，证明了推拿的医用效果。到了秦汉晋时期，其已有所发展，疗法已包含了许多推拿按摩的技术和方法。如马王堆汉墓出土的《导引图》中的捶背、抚胸、搓腰、揉膝等手法；《肘后备急方》记载的掐按人中、拇指按胃脘、抓脐上 3 寸、捏脊法等手法治疗昏厥、溺水、卒心痛等急症，这些逐渐丰富了推拿的治疗方法。

隋唐时期是推拿按摩发展的盛世，尤其是推拿在儿科的应用极大地推动了推拿按摩的发展。到了宋金元时期，推拿极为盛行，主要体现在一些医学机构对推拿作用和应用的研究，且在一些医学书籍中也记载了许多推拿按摩疗法。如《圣济总录》记载的生铁熨斗摩项治风热冲目及膏摩顶治疗目疾、鼻塞及诸痫证都非常的实用。而明代是推拿按摩发展的又一盛世，推拿学得到了较全面的总结、创新和发展，除政府重视设专科外，小儿推拿专著的问世和小儿推拿独特体系的形成是这一时期推拿按摩发展的一个重要标志。到了清代 ，太医院虽未设推拿科，但推拿学在小儿、骨伤、内科、五官推拿及膏（药）摩的应用及流派形成上取得了很大成就，这使推拿学逐渐成为一门跨学科的中医临床专业。但鸦片战争后，随着帝国主义入侵，推拿按摩也陷入发展的低谷。

新中国成立后，政府采取各项积极政策促进中医恢复发展，推拿按摩业也逐渐恢复。随着现代科技的发展，逐渐出现了按摩机器人和各种按摩器具，当今的按摩业，不管是在医院还是在社会上，都可谓红红火火、兴旺发达。

然而我们不能忽视的是，随着中医推拿的兴起，还有另一门学科随之兴起，那就是小儿推拿。当然，小儿推拿的发展与儿科学的发展也是密不可分的。和按摩学兴盛于唐不同，儿科学盛于宋。

北宋时期的钱乙被誉为“儿科之圣”，其弟子阎季忠将其理论和经验收集整理编著《小儿药证直诀》一书，比西方最早的儿科著作早350年。同时期的董汲擅用寒凉法，总结撰成《小儿斑疹备急方论》，为天花、麻疹类专著之始。而南宋陈文中著《小儿痘疹方论》《小儿病源方论》，注重固养小儿元阳，以温补扶正见长。陈文中主温补，与钱乙、董汲重寒凉，两者相得益彰，促进了中医儿科学的发展，为儿科疾病辨证论治提供了全面的依据和丰富的治疗方法。

正是这种按摩学和儿科学的成熟，为小儿推拿学的发展奠定了坚实的基础。所以到了明清时期，小儿推拿逐渐形成了它独特的体系，出版了近30多种小儿推拿专著。其中最早的小儿推拿专著是四明陈氏的《小儿按摩经》，他还强调了验指纹的方法；而周于藩《小儿推拿秘诀》一书较系统地叙述了推拿的治疗方法。

下面我们介绍两种生活中可能用得到的方法：小儿推拿手法和指纹诊断法（虎口三关诊断法）。

5.4.1 宝宝常见病的推拿方法

小儿推拿常用的手法有推法、运法、捏法和掐法，其中推法又包括直推、分推、合推和旋推法。这些方法各有特点，下面我们一一介绍。

（1）推法

1）直推法（图5-1）：主要是用拇指桡侧缘，或用示、中两指指腹附着于治疗部，做单方向的直线推动，动作要轻快连续，一拂而过，以推后皮肤不红为

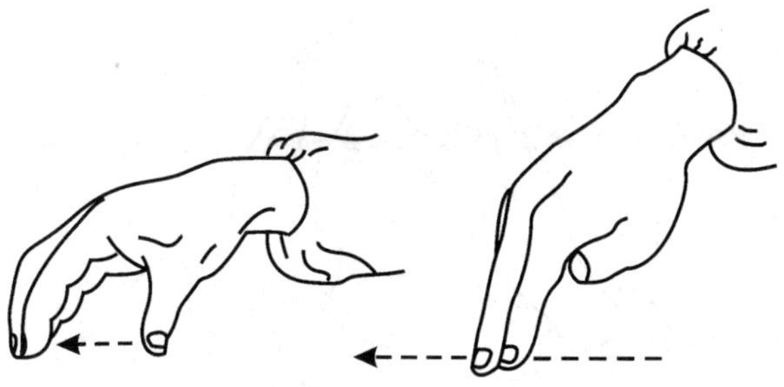

图 5 - 1 直推法

佳。手法频率为 250 ~ 300 次/分。推动时必须行直线，不可歪斜，以免动了别的经脉而引起新的疾病。直推法重在祛邪，具有清热解表、止泻通便、除烦安神的功效，可用于外感发热、腹泻、便秘、惊惕烦躁等症的防治。多用于头面、四肢、脊柱部位，如开天门、推脊、推大肠、推三关等。开天门即两手拇指自下而上交替直推，又称推攒竹；可以用于小儿头痛、感冒、发热。推大肠即从示指尖推至虎口，可用于小儿便秘、泄泻。推三关即用拇指指腹从阳池穴推至曲池穴，可用于发热、恶寒、无汗。

2）分推法：即用双手拇指螺纹面以穴位为中心向两侧做分向的推动，其轨迹呈“⟵⟶”或“↙↘”，又称“分法”。本法运用时，两手用力要均匀、柔和协调。一般分推 20 ~ 30 次。分推法具有分理气血、调和阴阳的功效，可用于发热、咳嗽、腹胀、便秘等症的防治。常用于额前、胸、腹、背、腕掌部位，适用于坎宫、璇玑等穴位。推坎宫（图 5 - 2）即两手拇指由眉头向眉梢分推，可用于外感发热、惊风。

3）合推法：又称合法、和法。动作要求和分推法一样，但是推动的方向相反。合推法具有和阴阳、理气血的功效，可用于发热、腹胀、便秘等症的防治。适用的部位与分推法相同，在临床上合推法常与分推法配合使用，一分一合起到相辅相成的作用。

4）旋推法（图 5 - 3）：即用拇指螺纹面轻附于治疗的穴位上，做顺时针方向的环旋移动。旋推法仅以拇指在皮肤表面做旋转推动，一般不带动皮下组织。手法频率为 150 ~ 200 次/分。旋推法多为补虚，具有健脾和胃、补肺益肾的功

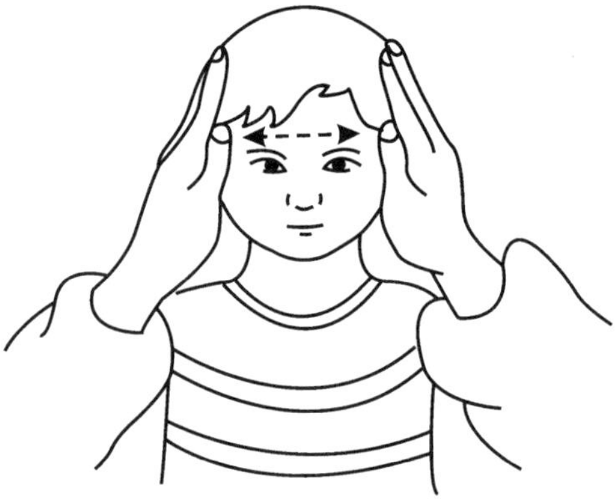

图 5－2　推坎宫

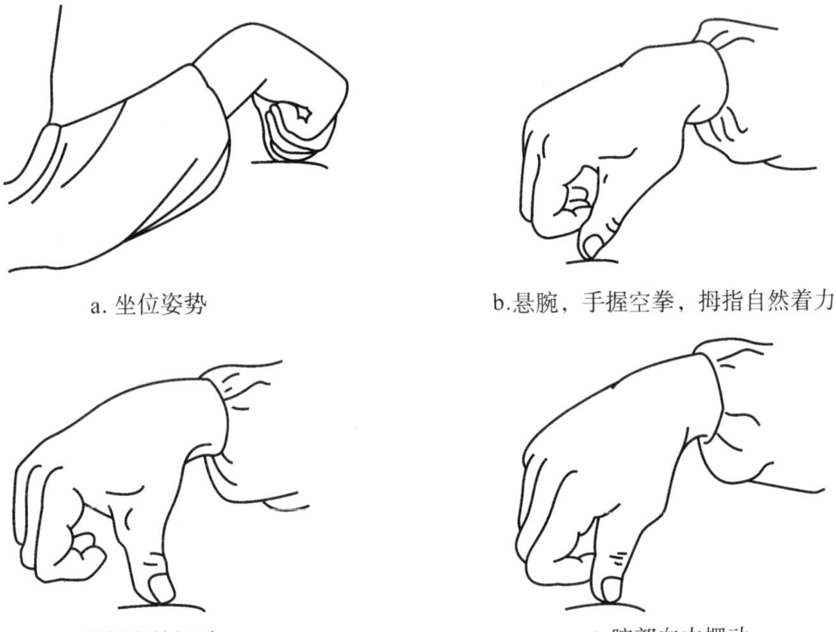

图 5－3　旋推法

效，可用于脾胃虚弱、消化不良、肺虚咳嗽等小儿虚证的防治。本手法可用于脾经、肺经、肾经等。脾经位于拇指螺纹面，旋推脾经可用于脾虚引起的消化不良、泄泻、疳积等。肺经位于环指螺纹面，旋推肺经可用于肺气虚损所致的咳嗽、汗出等。

（2）运法

运是运转的意思，在治疗部位做弧形或环形推动称为运法，亦有人称之为运推法，属推法的一种，也是小儿推拿的常用手法之一。其操作时以拇指螺纹面，或中指螺纹面，附着于治疗穴位，做由此穴向彼穴的弧形推动，或在穴周做周而复始的环形推动（图5－4）。运法在操作时，一是宜轻不宜重，仅是皮肤表面摩擦，而不带动皮下组织；二是宜缓不宜急，频率为80～100次/分。运法具有左运止吐、右运止泻的说法，如运内劳宫。内劳宫位于掌心，握拳时中指指尖处，运内劳宫对于心肾两经的虚热最为适宜。

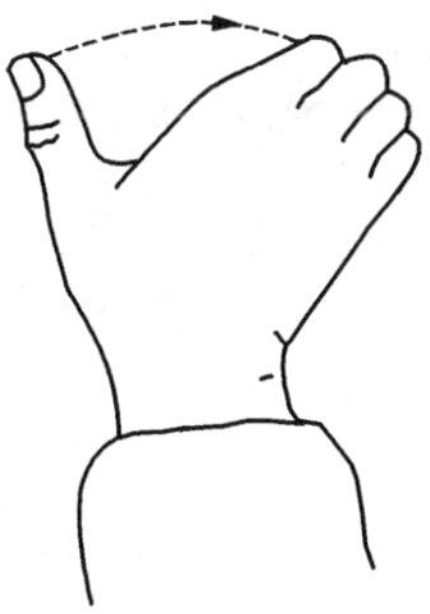

图5－4　运法

（3）捏法

捏法即以拇指和其他手指在治疗部位做对称性的挤压、捻动。若以捏法施于脊柱，就称为捏脊法。由于此法善治小儿疳积，收效神奇，所以又称为“捏积法”。下面介绍捏脊法的两种操作方法。

1）医生双手呈握拳状，以示指中节的背侧紧贴于患者脊柱两侧，拇指伸直前置，并对准示指中节桡侧掌面，而后将皮肤捏起，并轻轻挤压、捻动，双手交替，缓慢移动向前（图5－5a）。

2）医生双腕下垂，拇指伸直，指面向前，与示、中两指指面相对；以拇指指端掌面分别紧贴于患者脊柱两侧，示、中两指与拇指相对用力将皮肤捏起，并轻轻挤压、捻动，双手交替，缓慢移动向前（图5－5b）。

捏脊的操作一般均由龟尾穴开始，沿脊柱两侧而上止于大椎穴，一般连续操作5～6遍。结合病情，对需加强手法刺激的患儿，常用“捏三提一”法，即先捏脊1遍，从第2遍起，每向前捏3次，双手在同一平面同时用力向上提拉1次；或者对重要穴如肾俞、脾俞、肺俞诸穴处进行提拉。在提拉皮肤时，常听到较清脆的“嗒、嗒”声，这属于正常的筋膜剥离声。另外，在捏法应用时以拇指指端掌面为力点，而不能单纯以拇指指端为力点，更不能将皮肤拧转。捏起肌肤过多，则动作呆滞不易向前推进，过少则易滑脱；用力过重易疼痛，过轻又不易得气。

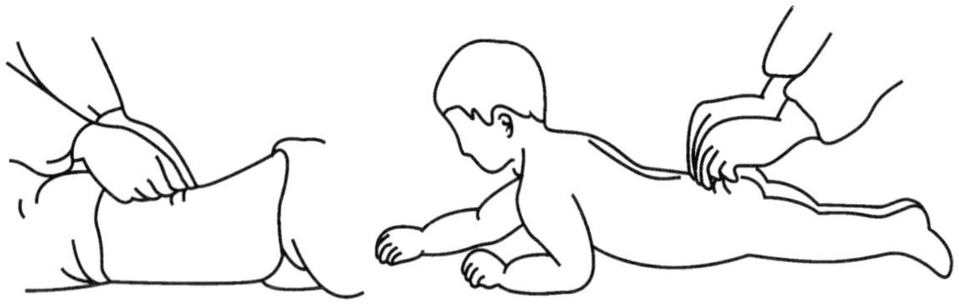

a　　b

图5-5　捏脊法

捏法具有调整阴阳、疏通经络、健脾和胃、促进气血运行、改善脏腑功能、增强机体抗病能力的功效，可用于小儿疳积、消化不良、佝偻病、腹泻等病症的防治。另外，此法常用作小儿保健，增进食欲，强壮体质。捏脊法除小儿推拿应用以外，对成人的失眠、神经衰弱、慢性胃肠功能紊乱等虚弱患者也同样有治疗作用。

（4）掐法

掐法是用拇指指甲按压体表治疗部位的一种手法，称为掐法。本法刺激性强，力量集中，有以指代针之意，所以也称为“指针法”，可用以急救昏厥的患者。以拇指指甲为力点，对体表穴位进行按压（图5-6）。掐法操作时，宜垂直用力按压，不宜抠动，以免损害皮肤。当掐法施用后常继以揉法，以缓和手法刺激，减轻局部的疼痛反应。掐法施用次数一般以5～6次为宜，或中病即止，不宜反复长时间的应用。

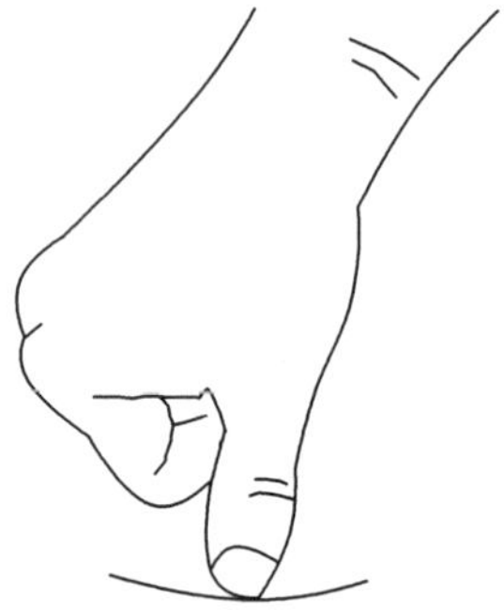

图5-6　掐法

掐法具有开窍醒脑、回阳救逆的功效，可用于小儿惊风、昏厥等症的防治，适用于头面及手足部痛觉敏感的穴位，如人中、老龙、十王等穴位。其中掐人中主要用于小儿惊风、昏迷、抽搐等。掐老龙即掐中指指甲根正中后一分处，主要用于急惊风的急救。十王位于两手十指指尖靠近指甲处，掐十王主要用于急救惊风见抽搐、烦躁不安、精神恍惚等症。

5.4.2 虎口三关诊断法

望指纹是儿科诊断的特殊方法，也是较常用的一种诊断方法，常用于3岁以内的幼儿。因幼儿脉部短小，诊病时又每多哭闹，易使切脉失其真象，此时可望诊指纹。正常指纹多是淡红隐隐，不超过风关。

纹指络脉（浅表静脉）在虎口至示指上中下三节，近虎口处第一节为风关，第二节为气关，第三节为命关（图5-7）。纹见下节风关者为轻病，纹见中节气关者为重病，纹见上节命关者为危证，直透过三关者为最危之症。若脉络浮，则病在表；脉络沉，则病在里。应该注意的是，在验指纹时，须用拇指侧面，轻轻地推小儿示指三关，宜从命关推向风关，切不可从风关推向命关。

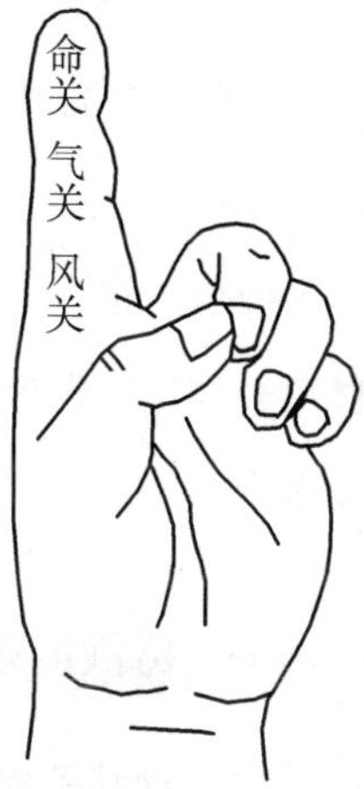

图5-7 虎口三关

指纹辨证，中医多概括为“浮沉分表里，红紫辨寒热，淡滞分虚实，三关定轻重”。所谓“浮沉分表里”，是指纹升浮显露，相当于浮脉，为表证；若指纹沉浮隐现，则相当于沉脉，为里证。通过辨颜色和淡滞，可诊断病证的寒热虚实。指纹色淡，多为虚证、寒证，可见于脾胃虚弱、营养不良的患儿；指纹鲜红浮露，多为外感风寒，可见于伴有发热、恶寒、咳嗽、流涕的感染性疾病初起时；指纹紫红沉隐，多为里热，可见于高热、咳喘的支气管肺炎等病；青紫纹可见于惊风抽搐的热极动风证；指纹淡青，多见于虚风证，可兼有呕泻失水、久吐久泻、暴吐暴泻及脾虚引致肝风、手足抽筋等症；颜色淡紫，则多属虚热，可见于慢性消耗性疾病，如结核病；若指纹紫滞，推之不畅，回流较慢，多见于痰湿、食滞、郁热、病重时；在热性病过程中，如肺炎、脑炎，或暴吐暴泻、心肺功能衰竭、瘀血、缺氧时，可见指纹暗滞，唇舌发绀。

5.5 急症与丹药——博通医药之葛洪

中药制剂以“丹”命名的很多，诸如仁丹，大、小活络丹，至宝丹，神犀丹，小金丹，玉枢丹，黑锡丹，回春丹等，这类“丹”实际是一种丸剂，只是因为其制剂的体积小或用量小，或突出其疗效好故而以“丹”名之。外科丹药是指以汞、硝、矾等矿物药经封闭加热方法炼制成的外用药物，红升丹、白降丹就是两种最具代表性的外科丹药。中医外科常谓“红升白降，外科家当”，可见丹药在中医外科外用药中的重要性。如果要推举一位炼丹家代表的话，葛洪一定是不二人选。

葛洪为东晋道教学者、著名炼丹家、医药学家。字稚川，自号抱朴子，晋丹阳郡句容（今江苏句容县）人。三国方士葛玄之侄孙，世称小仙翁。他曾受封为关内侯，后隐居罗浮山炼丹。著有《神仙传》《抱朴子》《肘后备急方》《西京杂记》等。

葛洪内擅丹道，外习医术，研精道儒，学贯百家，思想渊深，著作宏富。他不仅对道教理论的发展卓有建树，而且学兼内外，于治术、医学、音乐、文学等方面亦多有成就。

5.5.1 葛洪的炼丹术和药学贡献

葛洪在《抱朴子内篇》中的《金丹》和《黄白》篇中，系统地总结了晋以前的炼丹成就，具体地介绍了一些炼丹方法，记载了大量的古代丹经和丹法，勾画了中国古代炼丹的历史概况，也为我们提供了原始实验化学的珍贵资料，对隋唐炼丹术的发展具有重大影响，成为炼丹史上一位承前启后的著名炼丹家。

当时，葛洪炼制出来的药物有密陀僧（氧化铅）、三仙丹（氧化汞）等，这些都是外用药物的原料。葛洪在炼制水银的过程中，发现了化学反应的可逆性，他指出，对丹砂（硫化汞）加热，可以炼出水银，而水银和硫黄化合，又能变成丹砂。他还指出，用四氧化三铅可以炼得铅，铅也能炼成四氧化三铅。在葛洪的著作中，还记载了雌黄（三硫化二砷）和雄黄（五硫化二砷）加热后升华，直接成为结晶的现象。

此外，葛洪还提出了不少治疗疾病的简单药物和方剂，其中有些药物和方剂的疗效已被现代临床研究证实。如松节油治疗关节炎，铜青（碳酸铜）治疗皮肤病，雄黄、艾叶可以消毒，密陀僧可以防腐等。从现代药理来讲，雄黄中所含的砷，有较强的杀菌作用；艾叶中含有挥发性的芳香油，毒虫很怕它，所以我国民间有在端午节前后燃烧艾叶驱虫的习俗；铜青能抑制细菌的生长繁殖，所以可以治皮肤病；密陀僧有消毒杀菌作用，所以可以用来做防腐剂。科学与宗教之间时常并非绝对对立。作为一个道士，葛洪早在 1 500 多年前就发现了这些药物的效用，在药学上做出了一定贡献。

5.5.2 葛洪的急症医学成就

葛洪的医学著作《肘后备急方》书名的意思是可以常常备在肘后（带在身边）的应急书，说明此书是应当随身常备的实用书籍。书中收集了大量救急用的方子，这都是他在行医、游历的过程中收集和筛选出来的，他特地挑选了一些比较容易找到的药物，这些药即使花钱买也很便宜，改变了以前的救急药方不易懂、药物难找、价钱昂贵的弊病。他尤其强调灸法的使用，用浅显易懂的语言，清晰明确地标注了各种灸法如何使用，只要弄清灸的分寸，不懂得针灸的人也能使用。

葛洪很注意研究急病。他所指的急病，大部分是我们现在所说的急性传染病，古时候人们管它叫“天刑”，认为是天降的灾祸，是鬼神作怪。葛洪在书中说，急病不是鬼神引起的，而是中了外界的疠气。葛洪能够排除迷信，指出急病是外界的物质因素引起的，这种见解已经很令人钦佩了。

葛洪在《肘后备急方》里面记述了一种叫“尸注”的病，认为这种病会互相传染，并且千变万化。染上这种病的人弄不清自己到底哪儿不舒服，只觉得怕冷发热，浑身疲乏，精神恍惚，身体一天天消瘦，时间长了还会丧命。葛洪描述的这种病，就是现在我们所说的结核病。结核菌能使人身上的许多器官致病。肺结核、骨关节结核、脑膜结核、肠和腹膜结核等，都是结核菌引起的。葛洪是我国最早观察和记载结核病的医学家。

在《肘后备急方》中记载了一种犬咬人引起的病症，即狂犬病。在古时候，对这种病没有什么办法治疗。葛洪想到以毒攻毒的办法。他把疯狗捕来杀死，取出脑子，敷在患者的伤口上。这是人类探索狂犬病防治的宝贵尝试，具有免疫思想的萌芽。欧洲的免疫学是从法国的巴斯德开始的。他用人工的方法使兔子得狂犬病，把病兔的脑髓取出来制成针剂，用来预防和治疗狂犬病，原理与葛洪的基本上相似。巴斯德的方法当然比较科学，但是比葛洪晚了 1 000 多年。

在世界医学历史上，葛洪还第一次记载了两种传染病，一种是天花，一种是恙虫病。葛洪在《肘后备急方》里写道：有一年发生了一种奇怪的流行病，患者浑身起一个个的疱疮，起初是些小红点，不久就变成白色的脓疱，很容易破溃。如果不好好治疗，疱疮一边长一边溃烂，人还有高热症状，十个有九个治不好，就算侥幸治好了，皮肤上也会留下一个个的小瘢。小瘢初起发黑，一年以后才变得和皮肤一样颜色。葛洪描写的这种奇怪的流行病，正是后来所说的天花。西方的医学家认为最早记载天花的是阿拉伯的医生雷撒斯，而其实葛洪生活的时代，比雷撒斯要早 500 多年。

至于恙虫病，葛洪把它叫作沙虱毒。现代医学已经弄清楚，沙虱毒的病原体是一种比细菌还小的微生物，叫“立克次体”。沙虱生长在南方，据调查，我国只有广东、福建一带有恙虫病流行，其他地方极为罕见。葛洪酷爱炼丹，在广东的罗浮山里住了很久。这一带的深山草地里就有沙虱。沙虱比小米粒还小，不仔细观察根本发现不了。葛洪不但发现了沙虱，还知道它是传染疾病的媒介。他的记载比美国医生帕姆在 1878 年的记载要早 1 500 多年。

凡是名医，必有一段艰难的求学历程，以其超人的毅力去探索和学习。葛洪的一生可谓精彩，而且颇具传奇色彩，他的聪慧睿智帮助他开拓了药学上的新领域，也在临床急症医学方面做出了突出的贡献。

5.6 掌纹诊病——“掌”握你的健康

在各种刑侦片中我们都不难发现指纹在破案中的作用，这是因为每个人都有属于自己的指纹。在我国，很早之前就有关于指纹的记载。1953 年在西安半坡遗址出土的陶器上发现了制陶者的指纹，距今已有 6 000 年的历史，这是迄今为止世界上最早的指纹印迹。早在 4 300 多年前就有掌纹专用名词“雷纹”的记载。从战国时代开始就把手迹作为侦破盗案的物证。而在西安周至县仙游寺法王塔拆迁过程中，发现部分塔砖上有手掌印纹，这也许是隋开皇十八年（598 年）制砖者把掌印作商标吧。而在孙中山先生发表的《批释加盖指纹之室义》一文中就说：“欲防假伪，当以指模为证据，盖指模人人不同，终身不变，无论如何巧做，终不能作伪也。”

掌纹不仅可以帮助鉴别真伪，还可用以诊病。用掌纹诊病在我国也有很久的历史。早在商朝甲骨文中就有掌纹辨病的记载。《黄帝内经》认为人体局部与整体是辩证统一的，局部病变也是机体整体情况的反应，在《灵枢》中就记载有诊鱼际纹路法及爪甲诊病法。在唐代王超所著的《水镜图诀》中，有通过观察幼儿示指内侧表浅静脉的色泽与形态变化来推断病情的介绍。在我国的民族医学中，手诊也得到广泛的发展。瑶医认为手五指通五脏，手五指分属五脏，每指各属一脏腑，拇指属脾胃，示指属肺与大肠，中指属心与小肠，无名指属肝与胆，小指属肾与膀胱；在藏医学中，手诊同尿诊一样是其诊断手段的核心内容之一。

在日常生活中，许多身体的细微变化都很难引起我们的注意，疾病起始我们只能任由其一步步吞噬我们的身体直至病发，错过了许多宝贵的治疗机会。所以掌握一套简单的疾病诊断方法，对我们来说是非常有必要的。我们的手就像一棵树上的叶子和枝条，由于血液循环极为丰富，微循环密集，末梢神经集中，加上它又是人体全身脏腑的一个全息缩影，所以能最敏感地反映人体脏腑组织的生理、病理变化。由于手掌的特殊敏感性，手诊便有着超前诊断的特点，而正确的超前诊断，为诊断和治疗提供了宝贵的时间。其实，手诊本身就是一种很平常、很实用的学问。那么什么是手诊呢？手诊是通过观察掌纹、掌色、掌形、手指等的变化来诊断疾病的一种方法，它和看手相有着本质的不同。我们的先辈们很早就能通过掌纹的变化来诊断疾病，这就是我们常说的手诊。

中医理论认为，人体是一个有机的整体，局部与整体是辩证统一的，两者紧密联系，不可分割。所以当人体局部发生疾患时，往往引起其他部位的变化。《灵枢·本脏》记载：“视其外应，以知其内脏，则知所病矣。”这些认识一直指导着古代医学家诊断疾病。大部分疾病在手上都有一定的表现。当人体患有或将患有某些疾病时，往往在患者手上的特定部位，出现不同特征的纹路、色态。手诊就是根据掌纹的纹路和色态的变化来诊断疾病的。《灵枢·经脉》记载："胃中寒，手鱼之络多青矣；胃中有热，鱼际络赤。其暴黑者，留久痹也……"清代《小儿推拿广义》中更是详细记述了通过手掌诊断、治疗疾病的方法。

现代研究表明，手部分布着非常丰富的神经、血管，手掌皮下的血液循环极为丰富，微循环密集。手掌中的纹理由微循环调节的不同而发生形态的变化。细胞的分解代谢会影响手掌中纹理发生局部的隆起和凹陷、延长和消失，这样，凸与凹之间就形成新的皮纹沟嵴。如当末梢血液中脂肪含量过高时，多余的脂肪颗粒就会在手掌上堆积，形成脂肪丘，会使手掌饱满，部分掌纹会消失。这表明血液中脂肪含量过高，提示有高脂血症的可能。指掌上不同部位的末梢小血管和浅表微静脉的浮沉、变色、膨大、扭曲，是微循环学说在望手诊病上的广义应用。德国著名哲学家康德指出："手是人类外在的头脑"，"一个拇指在大脑的运动区，相当于一条大腿的10倍，大脑控制整个躯干的脑细胞，只相当于手的四分之一。"手在大脑中枢神经的支配下从事生活和生产，所以当人体内外环境的平衡受到破坏，出现病理改变时，体内疾病的信息就会经自主神经传递到大脑，再通过脊神经反映到体表，尤其是手的指掌上来。

手掌就好比是人身体健康的晴雨表，大部分病在手上都会有表现，中医认为手为五行所化、五脏之端。比如说，如果一个中年人的手背面上出现褐色的斑块，则说明此人的胆囊方面可能已经出现了问题，如胆囊炎；如果一个女子的生命线末端有明显的三角形纹符号，则说明此女子有痛经史；如果一个人的生命线靠掌心处均有众多胚芽纹，则说明此人体质比较差，容易感冒；如果一个人的命运线的顶端或者末端有竖形的岛纹，则他很可能患有胃下垂；如果一个人的太阳线被干扰线干扰成"井"字纹，则提示此人的血压偏低。

掌纹诊病的特点，一是它不论肤色人种，一律通用，不受南北气候关系影响，且简便又经济，不需仪器设备，又无任何毒副作用，能得出较为准确的结论。二是对患者心理上能起到药物代替不了的理想调治和鼓励作用。三是能在临床医学中起到超前诊断的向导作用。

诊断时通常都以手心掌纹为依据，因为手背部皮肤汗腺开孔很多，使皮肤形成网眼状，无法形成像手掌纹这样的纹理。手心皮肤与其他皮肤不同，可以使疾病的信号更明显地显现出来，使手掌成为观察疾病的窗口。

分清手上的方位，对掌纹诊病非常重要。“上”指的是指尖部方向，“下”指的是手腕部方向；判断左右时，不论左手还是右手，都以拇指方为左、小指方为右；在每条线上判断上下时，以线的起点为上、终点为下的原则来分析。另外，我们还要根据不同的疾病和病程的不同阶段来选择看掌纹还是掌色，有时以观察掌纹为主，有时重在观察掌色。诊断急性病时，因相应的掌纹还未生成，应以观察掌色为主；而对于慢性病，就以观察掌纹为主；但是在判断慢性病急性发作时，观察掌色就很重要了。

指纹和掌纹都可以作为诊病的依据。指纹多用于先天遗传病的诊断，掌纹除了可以作为先天遗传病的诊断外，还可以用来诊断后天的各种疾病。指纹从出生后就不会改变；掌纹，有一部分是不变的，代表家族的遗传基因情况，有一部分是变化的，它可以因后天身体健康状况的改变而改变。

民间传说男左女右，即男人看左手的掌纹，女人看右手的掌纹。事实上，疾病诊断时的确是分左右的，但疾病并不是按这个规律发生发展的。诊断脾胃病以观察左手掌纹为准，诊断肝胆病以观察右手掌纹为准，诊断心脏病则要参考双手，诊断肺脏疾病一般按照拇指方为左、小指方为右的原则，诊断肾脏病大多是左右对应的；在观察有些疾病时，左半身的疾病要看右手，右半身的疾病则要看左手。总之，在掌纹诊病过程中，应该具体情况具体分析。

随着医学的发展，砭石、银针已经远远不能满足现代临床的需要了，在先进的医疗设备的协助下完成的各种高难度手术也是那些银针、尖刀所无法完成的，而现代意义上的外用药物早已突破了黑膏药的范畴。然而，先人在医疗实践中刻苦钻研、大胆创新的精神将被我们所铭记，并借助现代先进科学技术和设备，深入挖掘，全面研究，不断突破，让古老医学在现代社会焕发新活力，更广泛地为人类健康服务。

6 少数民族医药

中华民族地域辽阔，民族众多。分布于不同地域的各个少数民族都有着其地区独特的自然条件和生活习惯。千百年来，少数民族同胞们不断地应对各种疾病，为了生存和繁衍，他们运用独特的医疗方法和地道药材来治疗疾病，长期经验的累积与传承，使这些独特的行医用药方式形成了系统、有效的医药体系，即民族医药。如高寒地区专长于治疗风湿病，鄂伦春族对冻伤有独特治疗方法，草原游牧民族则善于治疗跌打损伤和脑震荡等。古代少数民族人民生活条件艰苦，环境恶劣，在这种情况下形成的民族医药便具有“简、便、验、廉”的优势。民族医药与祖国传统中医药一样，为中华民族的瑰宝，为各民族人民智慧的结晶，为各族人民的健康和繁衍昌盛保驾护航。

6.1 曼汤上的藏医药

“曼汤”是藏语的音译，“曼”意为医药，“汤”意为挂图，“曼汤”就是医学挂图。“曼汤”是用天然色料在亚麻布上绘制而成，裱衬在贵重的材料上。藏医药学中的挂图是我国古代传统医学体系中绝无仅有的医学教具，是世界古代医药体系中的稀世珍宝。“曼汤”是藏医药学民族特色、医学历史和内容的集中体现，是藏医药文化最具特色的表达。

藏医药历史悠久，具有完整理论体系和丰富临床实践经验。唐朝文成公主嫁给藏王松赞干布的故事流传千年，汉藏联姻促进了民族团结，对藏族经济、文化的发展起了积极的作用，同时也将汉医学传入了藏族地区，在松赞干布、赤松德赞执政时期，都曾邀请内地和周边国家的医生进藏授医。藏医药广泛吸收、融合了汉医、印度医药学和大食医药学等，并形成了独特的医药体系。

藏医理论认为，人体内存在着“隆”（气）、“赤巴”（火）、“培根”（土和水）三大因素，饮食精微、肉、血、脂肪、骨、骨髓、精七种物质基础；大便、小便、汗液三种排泄物。三大因素支配七种物质基础和三种排泄物的运行变化。“隆”主气血、肢体活动、五官感觉、食物的输送分解和生殖功能等；“赤巴”可生发热能，调解体温气色，管饥渴消化，胆识智慧等；“培根”输送液体，调解肥瘦，主管味觉、睡眠和性格等。藏医理论认为人生病的原因在于环境、气候和饮食起居的影响及体内三大因素的失调。

藏医对胚胎学的认识也有着辉煌的历史，其认为胎儿是由父亲的精与母亲的血二者结合而形成，无论哪一方有问题，都不会受孕怀胎。相对于当时其他地方把不能生育的责任都推给女方，这是十分进步的。同时，很早藏医已经精确地以周、日为时间单位来观察孕育过程，详细了解从胎儿形成到成熟分娩每周的发育情况。

藏医学对疾病的诊察方法主要有问诊、脉诊、尿诊、色诊和试验诊。问诊主要包括起病缓急、原因、环境，以及日常起居和职业家庭。脉诊有冲、甘、恰之分，类似于汉医理论的寸、关、尺，藏医认为男性患者脉象以左手为准、女子以右手为准，病态脉象有 20 多种。尿诊是藏医诊断中最具有特色的，在患者前一天晚上不可饮茶、饮酒或酪浆汁的前提下，次日主要观察尿色、尿蒸气、气味、气泡、尿中漂浮物及静置观察。其中对尿中漂浮物根据存在的部位分成三层。上层漂浮物表示病症状位于胸膈以上，属于心肺等内脏的疾病；中层漂浮物表示病症位于上腹部，属于肝、脾、胆囊、横膈膜等脏器的疾病；下层沉淀物，表示病症位于下腹部、盆腔内，属于肾、膀胱、小肠、生殖器部位的疾病。目前还没有任何传统医疗体系尿诊的观察程度可与藏医相此。色诊与汉医较相近，但没有汉医那么广泛。

根据藏医的理论，将疾病分为热证与寒证两大类，并将患者分为“隆”型、“赤巴”型和“培根”型。药物治疗分内服和外治两种。内服药物采取“热者寒之”“寒者温之”的原则。外治有灸疗、放血、拔罐、热酥油止血、青稞酒糟贴敷外伤患处等。仅《四部医典》记载的疗法共计 98 种，可谓丰富多彩。

历史上有许多藏医的经典著述，《四部医典》是藏医药史上影响最大的医学著作，由宇脱·云丹贡布所著。《四部医典》共分为4部，177章。4部分别为《总则本》（藏名《扎据》）、《论述本》（藏名《协据》）、《密诀本》（藏名《门阿据》）、《后序本》（藏名《其玛据》）。内容从基础理论到各科临床实践，包括人体解剖、胚胎发育、病因病理、治疗原则、临床各科、方剂药物、诊断与治疗器械等，极为丰富。后经历代藏族医生的修订、增补，特别是经11世纪宇脱的14世后代新宇脱·云丹贡布的全面修订，成为现今流行的版本。宇脱·云丹贡布对藏医学的建立和发展做出了巨大贡献，他也因此受到历代藏医和藏族人民群众的普遍尊敬，被列为“吐蕃九名医”之首，被称为“雪域医圣宇脱王”。

不但藏医历史悠久，成果辉煌，藏药亦是如此。从“有毒就有药”的说法，到《医学大典》中关于藏药的记载，再到公元8世纪载药780味的《月王药诊》的编译，直至《晶珠本草》的著成，无不体现了当时人们对藏药的探索。其中《晶珠本草》载药2 294味，把六味、八性、十七效这些理论性的东西和每一味药有效结合，可以说是集藏药之大成。

藏药主要分布于青藏高原，因复杂而独特的自然条件，形成了丰富多彩的植物资源种类，从藏东南的热带季雨林到藏北茫茫无际的草原，依次分布着热带、亚热带、温带、寒带的植物种类，据资料记载，藏区维管束植物种类达6 144种，居于全国第四位。藏区是我国药用植物的一大宝库，据初步统计，野生药用植物资源有千种以上，其中冬虫夏草、贝母、三七、天麻、灵芝等为畅销国内外的名贵药材；海南粗榧、红豆杉、鬼臼、八角莲、软紫草、纤细雀梅藤、野百合等为一类有开发潜力的抗癌药用植物。此外，还有传统中药砂仁、钩藤、秦艽、牡丹皮、木瓜、重楼、麻黄、桃仁、黄连、柴胡、当归、黄芪、龙胆、党参、乌头、大黄、三颗针、雪莲花、五味子等各类药材。

新中国成立以来，西藏自治区藏医教育逐步走向正轨，以正规学历教育和在职进修培训为主、民间师带徒带教为辅的格局已经形成。1983年，该区建立了第一所专门培养藏医药人才的自治区藏医学校，1985年，西藏大学又设立了藏医系。1990—1995年，在瑞士红十字会、援助西藏发展基金会和外籍人士的援助下，分别成立了学制6年的日喀则边雄藏医学校、山南松赞藏医学校、阿里冈底斯藏医学校和昌都藏医学校，培养藏医药人才，毕业后回原籍工作。现在，越来越多的人开始对藏医药感兴趣，加上其在防治重大疾病，特别是在肿瘤、心脑血管疾病方面的优势，藏医药的未来之路必定会更加辉煌。

6.2 马背上的蒙医药

2013年2月8日，受世界卫生组织驻联合国纽约总部的邀请，内蒙古的部分蒙医药专家，赴美国参加“城市繁荣·南北对话”高端论坛，并在论坛上发表了题为“中国蒙医药在城乡居民健康中发挥的作用和角色”的演讲，引起了联合国官员及各国大使的兴趣与高度关注。这是中国第一个走进联合国总部的传统医药，对蒙医药的发展具有划时代的意义。

蒙医学是蒙古族的传统医学，谈起蒙古族，就会让人联想到辽阔的草原和草原上奔腾的骏马。一直以来，蒙古族人民过着游牧生活，有“马背民族”之称。说蒙医学是马背上的医学，不仅与这个马背民族的历史文化有关，而且也反映出蒙医学的特色。蒙医的“创伤医疗术”“骨伤疗法”“脱臼复位术”和“震脑术”等内容很大程度上都与骑马有关，马奶酒疗法对伤后休克、胸闷、心前区疼痛疗效显著，震脑术的“以震治震、震静结合、先震后静”理论也极具特色。蒙医学是蒙古民族在长期与疾病斗争中积累起来的医疗实践经验的总结，同时也逐步吸收了汉医、藏医及古印度医学理论的精华，逐步形成了具有鲜明民族特色、地域特点的医学系统。蒙医学既是蒙古民族丰富的文化遗产之一，也是中国传统医学的重要组成部分，已有上千年的历史。

蒙医学是以整体观念指导，贯穿着朴素的唯物论和自发的辩证法的理论体系。在蒙医学理论中阴阳、五元、三根、七素、三秽是生理、病理、诊断治疗原则的理论基础。五元是指土、水、火、气和空，七素是指水谷精微、血、肉、脂、骨、髓和精，三秽是指便、汗、尿，七素和三秽构成统一整体；三根理论是以赫易（其性为气）、希日（其性为热，是体温和组织的热能）和巴达干（其性寒、湿，是滋润皮肤、濡养组织器官、滑利关节的黏液物质）的相互关系来解释人体生理病理现象。

《四部医典》也是蒙医诊断学的理论依据，蒙医诊断学以闻、望、切三诊为主。蒙医的望、闻基本与汉医学相似；切诊有雄脉、雌脉、中性脉三种脉象，也称为正脉。一般来说，男子多为雄脉，女子多为雌脉，但个别也有女子雄脉而男性雌脉者。病理脉象有总脉12种、分脉7种。另外蒙医还有按诊、闻诊、嗅诊、尿诊等诊断方法。

蒙医治疗强调“治未病”“求本”“扶正祛邪”“调理三根”和“因人、因时、因地制宜”等治疗原则。其独具特色的饮食文化也是其“治未病”理念的体现，元世祖忽必烈时，在宫廷里“设掌饮膳太医四人”，专门从事饮食营养卫生的研究。饮膳太医忽思慧曾编著一部《饮膳正要》（1330），书凡三卷，是我国最早的一部营养学专著。治疗疾病其实就是保持三根的互相协调，治疗方法除了药物治疗外，还有放血疗法、火灸疗法、穿刺疗法、正骨疗法、震脑术等多种独特的外治法。

内蒙古的大草原和森林中有着丰富多样的植物，其中有很多可以作药用，不屈不挠的蒙古族人民在长期同大自然和疾病的斗争中，逐步摸索和学习，用这些药用植物来治疗疾病，积累了丰富的药物学知识。蒙古族的历史上涌现出许多优秀的蒙医药学家和著名的蒙药典籍，18世纪，松巴·堪布伊舍巴拉吉尔编写的《西勒嘎日·莫隆》（《识药晶鉴》）是蒙药的奠基篇，收载蒙药390种。同时代的察哈尔镶白旗的洛布桑·索勒日哈木著有《曼奥·西吉德》（《药物识别》），全书分为4部，共收集药物678种。19世纪初，内蒙古哲里木盟奈曼旗的占布拉通尔吉用藏文编著了《李斯尔·米格金》（《本草图鉴》），收载蒙药879种，成为今天学习和研究蒙药的主要经典。“两力、五元、六味、八性、药性、效能”等，是历代蒙医学家根据蒙医药理论体系所总结的用药规律。

蒙药进入现代以后，发展速度大为加快。据统计，我国现有蒙药2 000余种。除了内蒙古自治区外，我国东北和西北的许多蒙古族聚集地也都普遍使用蒙药。内蒙古的相关部门在经过多年的资源普查后，初步摸清了蒙药资源，全自治区共有各类蒙药资源1 342种，其中植物类926种、动物类290种、矿物类98种，其他类28种；本区内常用蒙药有500余种，商品蒙药约400种，还有民族专用药260种。内蒙古自治区制定的《蒙药标准》收载药材和成药522种。

现在，内蒙古自治区有多所研究蒙医药的科研所和教育机构，有记录蒙医药发展的《蒙医药》杂志，临床也取得了长足发展，蒙医药逐渐显露出在治疗肝炎、萎缩性胃炎、糖尿病和防治老年骨质疏松症、心脑血管疾病的优势，期望蒙医能为更多的人带来健康。

6.3 从丁零到回鹘的维吾尔医药

“丁零”一称，出现在公元前3世纪的汉文史籍中，是一个游牧于东起贝加尔湖、西至额尔齐斯河和巴尔喀什湖之间辽阔草原地带的部落。2世纪至9世纪中叶，蒙古草原一直是丁零及其后裔（高车、铁勒、回纥）的主要分布地。之后回纥汗国灭亡，回纥部众大批西迁，一支迁往中亚，建立了喀拉汗王朝；还有一支入居吐鲁番，建立了高昌回鹘王朝。回鹘王朝融合了早先就分布于天山以北和西部草原的突厥语各部和两汉以来移居到这里的汉人，并且同原住南疆广大地区操焉耆、龟兹、于阗语的部族，以及后来迁入的吐蕃人、契丹人、蒙古人等长期相处，繁衍发展，逐步发展形成了定居于此的维吾尔族。

维吾尔族的祖先回鹘人和古代其他民族一样，由于过着游牧生活，时刻遭受自然灾害的威胁。残酷的生存环境让回鹘人早早就学会了利用一些简单的办法治疗病痛。随着丝绸之路的打通，中原汉族的医药知识和成就传到西域，同阿拉伯等国家也有了频繁的医药交流，这种交流一直持续到唐代。1974年出土的汉文、回鹘文合璧药方，透露出回鹘人对汉族医学的学习和研究，据考证，在回鹘人迁入后，其方药内容已残缺不全，成方药多以中原药为主。现在尚能见到的10世纪回鹘文献中，《金钥匙》一书是维吾尔历史上第一部重要医学文献。回鹘人的针灸术上继于唐时高昌王朝，更早则于5—6世纪，那时内地针灸已传于河西走廊，今天吐鲁番人的热沙疗法也与灸术有些渊源。维吾尔医学（简称维医）正是在积累和发展本民族医学的基础上，汲取东西方不同地区和民族医药文化之精华，最终形成了具有维吾尔民族特色的医学体系。

早在4世纪，维吾尔人就创立了四大物质学说，也就是“艾尔康”学说，是自然辩证法与医学实践相结合的产物。他们认为世上万物的生、长、盛、衰均受火、气、水、土四大物质的影响和作用，并将这一哲学理论用于医学和其他各学术领域，对研究和整理维吾尔人积累的大量临床经验，形成维吾尔医学特有的理论体系，起了巨大的推动作用。后又逐渐形成了气质学说、四种体液学说、器官学说、力的学说、素质学说等。其中气质学说即“米扎吉”学说，是指在火、气、水、土四大物质最小分段属性的相互影响下产生新的属性。它分为寒、热、湿、干四大单纯类；干热、湿热、湿寒、干寒性四大复杂类。根据其偏盛或偏衰又分为正常和异常两大种。对人体来讲，以正常气质来说明人的生理状态，以异常气质来说明病理变化。四种体液学说即“合力提”学说，是指在自然界火、气、水、土四大物质和人体气质的影响下，以各种营养物质为原料，通过肝脏的正常功能产生的四种体液，即胆液质、血液质、黏液质和黑胆质。四种体液在各自的数量和质量上保持一定的平衡，则表明人体处于正常的生理状态，反之为处于病理状态。器官学说即“艾扎”学说。维医解剖学与现代解剖学基本相同，但是对其生理学的论述有所不同，主要区别是，维医认为各器官均有与自己功能相应的特有气质。维医根据器官各自的功能和作用，分为支配器官和被支配器官两大类。支配器官是指脑、心、肝三个主要器官。力学说即“库外提”学说，是说明人体各种力量的定义、种类及作用的学说。维医的力是指维持和推动人体智力和体力发展的主要因素。根据力的产生和存在及作用，分为生命力、精神力和自然力三大类。素质学说即“太比艾提”学说。“太比艾提”系指人体防御能力，现代维医也有人认为其相当于“人体素质”。“太比艾提”学说是说明人体对异常变化的防御、抵抗和再生能力的定义及作用的学说。“太比艾提”能支配人体一切生命之力和各种活动的正常运转，它能识别人体抵抗力的“神秘点”，如出现异常现象和状态，能动员这些“神秘点”及时进行纠正，防止各种疾病的发生。正是这些独立理论的形成，才为以后维医的发展奠定了基础。

维吾尔族在长期的临床实践中，通过吸取前人和外族经验逐步积累了一些独特的诊疗方法。他们主要通过望诊、听诊、问诊、脉诊、尿诊、大便诊、痰诊等方法来观察和了解疾病的变化、分析判断疾病的症结。其中望诊、听诊、问诊与汉医内容相近，而维医查脉方法与汉医有些不同，即医生的 4 个手指在患者两手腕的桡动脉处轻轻的按压，获得患者脉搏跳动的节律、强弱等异常变化，判断疾病情况。脉搏的变化有动止、强弱、至数及停止。维医认为，脉搏与年龄、气质、性别、胖瘦、季节、工作种类、生活条件、精神状态的关系也不容忽视。且维医认为尿诊与脉诊一样重要。在治疗方面，维医有关治则的内容十分丰富，其基本原则包括调整失调气质、表根缓急、助防祛邪、七因制宜、及治防变等。维医用于调整失调气质的方法，是其治疗大法。这些虽与汉医相似，但又有别于汉医。

另外，维医还有许多特色疗法，如埋沙疗法、接骨疗法、鸡蛋疗法等。维吾尔族药物品种繁多，常用药有1 100多种，包括矿物药、植物药、动物药。

千百年来，维医一直维护着各族群众的健康，在祖国传统医学宝库中占有很大的比重，它具有独特的临床有效性，有博大精深的医学理论体系。近年来，它在传统的治病理念下，融合现代医药理念的研究和开发，已研制出多种剂型、不同疗效的民族医药品种。这种在雪山、沙漠、草原、绿洲诞生的医药体系作为祖国医学中的奇葩，正散发着独特的光芒，并将给越来越多的人带来福音。

6.4　源自佛门的傣医药

傣族普遍信仰佛教，傣医药学的产生与发展也与南传上座部佛教具有密切关系。在大量佛教典籍中，有许多和医学相关的内容。传说“八万四千册”中“医学经典有四万二千册”。这种说法虽然不一定准确，但说明了与医学相关文献数量之大。因其大多为民间名医所著，著成后不署姓名，奉献给佛寺，因而烙上佛的印记。傣族的第一部医学专著是傣族的医学家根据佛经的医学资料整编的《嘎牙山哈雅》，这是以手抄本形式在傣医中广泛流传的一本医经，是一部既有关于社会现象起源，也有关于生理病理指导的医学基础理论著作。该书的论述，与佛经中有关医学的论述一脉相承，又发展了佛教体系的医学。

据傣文古籍记载，傣族原始宗教产生于傣族原始社会采集狩猎时期的沙罗时代，已有2 000多年的历史。傣族人民在长期与疾病做斗争的过程中积累了丰富的传统医药经验，并吸收了印度医学、汉医学、其他民族医学思想，建立和发展起来了傣医药学。傣医药学是在佛教相关概念的基础上构建了基础理论的基本框架，具有鲜明的民族特色和地方特点，对边疆人民的身体健康和傣族文化的发展做出了很大的贡献，是中国传统医学的重要组成部分之一。

原始时期（橄榄时期），傣族人民为了繁衍生存，根据季节、气候环境变化，常把一些御寒、解暑、预防疾病的植物采食和做茶饮用，在生活实践中积累了很多医药常识。神药两解时期（食米时期），人们虽然把早先认识的医药常识传授延续了下来，但由于仍处于较原始的社会状态，没有文字，只能口传心授，且医药思想是建立在“万物有灵，灵灵相通”的原始宗教基础之上，神药两解的现象亦十分突出。兴旺时期（米腊撒哈时期），由于巴利文字的出现，许多口传的医学理论知识得到了相应的集中整理而记载于佛经之中。发展升华时期（新中国成立后至今），由于党和政府十分重视民族医学的发展，提出“继承祖国医学遗产，努力发掘提高”“发展民族医药，拯救民族医药遗产”的方针，傣族的传统医药得到了重视，并做了不少的资料收集整理工作，1983 年，我国翻译、编辑出版了《西双版纳古傣医药验方注释》第一集，与《傣医传统方药志》一起共收载古傣医药验方 210 个。我国在傣医药的发掘整理、继承发扬和开发利用等方面取得了可喜的成绩。傣医药进入了发展的新时期。

“四塔五蕴”说是傣医药学的基本理论。“四塔”即用风、火、水、土 4 种物质解释人体的生长发育、生理活动和病理变化。其中，“风”相当于汉医的“正气”，是生命活动外在的表现；“火”代表着体内的一种“阳气”，与生俱来，随人体的生命存在而存在，随生命的结束而消亡；“水”代表着机体内的物质贮藏，由胆液、口痰、唾液、水（体液）、血液、汗水、尿液、脂肪、脓液等 12 种物质成分所组成；“土”具有消化食物、化生精微、营养机体的作用，代表着人体的器官组织。身体必须保持风、火、水、土 4 种物质元素的平衡才能健康无病，反之，人体就会得病，比如因淋雨涉水，受风感寒，或饮食失调，导致人体内风、火、水、土失调，就会使人患各种疾病。“五蕴”是指蕴藏于体内的五种内在因素，包括色蕴、识蕴、想蕴、受蕴、行蕴。其中，“色蕴”是人体外在的表象，是指人的形状、容颜、精神状况；“识蕴”是人对外界的识别能力；“想蕴”是指人的思维能力、思想和欲望；“受蕴”即人体对外界各种刺激的反应；“行蕴”是指人从开始生长发育至衰老死亡的全部阶段的变化过程。“五蕴”的概念，解决了傣医药认识人体的物质结构和精神结构之间的关系问题。傣医药学认为“四塔五蕴”先天禀受于父母，受后天水谷的补充和滋养，在人体内保持着相对的动态平衡和协调关系，维持着人体的生命活动。“四塔五蕴”相互配合，形成了傣族医学、药学理论基础。

经过长期实践，傣医药学不仅在理论上不断发展，在诊断与治疗疾病方面也逐渐积累了丰富的经验。傣医药诊断疾病的方法有问诊、望诊和摸诊 3 种。其内容与汉医之望、问、切诊相似，但在理论上有所差异。望诊即通过观察患者的体态、精神、气色和全身各体表部位有无异常，以了解病情，测知体内“四塔”的变化。例如，正常人的眉毛应分别顺两边倒，如果眉毛不经外力而自行竖起，说明患者体内有寄生虫。问诊是对患者进行有目的的询问，了解患者的自觉症状，疾病的发生原因、发展经过及治疗情况，对疾病做出进一步的判断。而摸诊是通过触摸感受患者肌肤的冷热、有无包块和其他异常情况，以帮助诊断（脉诊则较为少用）。如摸鼻尖和耳尖，如果体表摸着发热、汗出，但鼻尖和耳尖发冷，说明体内有寒，仅体表有热。

傣医药在治疗方面也是根据“四塔”之盛衰，选用 4 个成方并配伍其他药物以整调患者体内“四塔”之间的平衡，从而达到治病目的。傣医药还根据当地气候特点，将一年分为冷、热、雨三季，选用不同的方药治疗不同季节的疾病。傣医药治疗疾病，除采用内服、外用、内外合治 3 种治法外，还有一些独特的治疗方法，如睡药、敷药、蒸药、熏药、研磨药、刺药等。其中“睡药”指按配方将所需药物（多用鲜品）切碎，加水煎煮或炒或蒸（视病情而定），取出药渣拌入酒或炒热之酒糟，拌匀平摊于木板上，上铺席芭（亦可用布单）。患者趁热睡于药床上，上盖被子，使药物熏蒸身体以达治疗目的。此法多用于风湿麻木、肢体疼痛各症。“敷药”是按配方取所需药物鲜品，切碎捣烂，视病情分别加入酒、芝麻油或淘米水等拌和均匀，用芭蕉叶包好，置于火中烧热，趁热包敷于患处，以不烫伤皮肤为度。此法主要用于骨折、跌打扭伤、风湿麻木疼痛、头痛、腰腿疼痛等症。“蒸药”有两种方法：一种是将配好方的药物切碎装入容器内，置于甑内蒸一定时间，取药物蒸馏液内服（芳香类药物多用此法）；另一种是将药物直接放入甑内蒸制一定时间，取出加酒趁热外敷患部。此法多用于腹痛、肢体麻木疼痛等各种病症。“熏药”系按所需配方取药物切碎（多用鲜品），置于锅内（或金属大盆内）加水煎煮，患者坐于锅（或盆）之上方，借药物蒸气熏蒸肌体以达治疗目的。这种方法主要用于因体内风、水失调而致肌肉或关节风湿疼痛、肢体麻木、产后虚弱、不思饮食等症。“研磨药”指在碗内盛适量冷开水或米汤（可根据不同疾病而定），按配方将各种药物蘸水或米汤在小磨石上研磨成合剂药汁于碗内，内服或外擦。一般贵重药品及紧缺药物多用此法，主要治疗因风失调引起之疾病、妇科疾病和一些危重病，亦用于药物及食物中毒。“刺药”是将配好方的药物切碎，干燥，共研为末，拌入鹅油内浸泡备用。用时医者用洁净之铜针（状如直杆梅花针）浅刺患部皮肤，再涂以配好之药油。亦用于体内风、水失调而致的风湿麻木、关节疼痛等症。这些都体现了傣医药独特的民族风格和独立的医疗体系。

傣医药具有悠久的历史和丰富的文化内涵，并为本民族的繁衍昌盛、医疗卫生事业发展做出了重要贡献，因此，在新中国成立后党和国家高度重视，在1983年将傣医药列为四大民族医药，并拨出专款，开展了傣医药的抢救、发掘、继承工作，成立了相应的医疗和科研机构，如西双版纳州民族医药研究所，培养了一批批傣医药人才；翻译出版了《傣药志》1～4集，以及《嘎牙山哈雅》《中国傣医药彩色图谱》《傣医药基础理论》《中华本草·傣药卷》等20多部傣医药书籍，为临床、科研、教学提供了重要资料；理论方面，结合老傣医临床实践经验，经过查阅文献，系统整理完善了傣医“四塔五蕴”“风病论”“十大传统疗法”等理论，形成完整的傣医药理论体系；另外还从收集的7 000多个传统经方中，筛选出了应用历史悠久、疗效确切、毒副作用低、药源丰富的处方研制成院内制剂。我们相信，随着科学技术的不断发展，傣医药这份宝贵财富将会为人类的健康事业做出新的贡献。

6.5 千年苗医，万年苗药

苗族人民在长期的生产活动和与疾病、伤害做斗争的实践中，积累了丰富、宝贵的医药经验，是我国传统医药宝库中的一部分。苗医药的起源很早，苗族民间有“千年苗医，万年苗药”的说法，由于没有文字和史实的记载，苗医药的起源也难于考证。我们只能在其他历史文献和传说歌谣中猜测苗医药的起源。传说苗医药起源于母系氏族社会，湖南省湘西土家族苗族自治州的著名苗医大师龙玉六，在生前根据对小时师父画像的回忆，复制了一张“喔登嘎像”，其画像是一个古老时代的女人，皮肤有毛，上身裸露，下穿树叶，垂乳，赤脚，手持医具。他用汉话解释为“母药王像”。关于苗医的记载很早就有，西汉刘向在《说菀》中所说的“古之为医者曰苗父”中的“为医者”是指以行医为主要职业的人；“苗父”则是指苗族中有较高医药学术水平的苗族老人。而苗药的起源早于苗医，故有“千年苗医，万年苗药”的说法。苗医药学作为一种传统医学被人们认识和引起重视还是近代的事。清代“改土归流”以后，苗医药学受到汉文化的影响，因而在理论上或医疗技术上都有新的起色。例如，《苗族简史》记：“十九世纪末，松桃厅地甲司苗族医生龙老二，能为孕妇剖腹取胎，经治疗一个月，孕妇就恢复了健康。”雷公山苗族医生治疗蛇伤可谓能手，并能在短期内治愈能致人死的疔、痈、疽和毒疮。苗医认为人体患病跟不良的自然环境、气候有很密切的关系，认为日、月、寒、暑、风、霜、雨、露、雾都可酿制成各种毒气侵犯人体而致病；另外，饮食不调、意外伤害、劳累过度、房事不节、情志所伤、先天禀赋异常等也是导致各种疾病发生的重要原因。对疾病的命名，苗医具有朴素、生动的形象思维特点，他们根据疾病外观征象，多以动植物形象、声音、金属色泽等来取类比象命名，一般来说，苗医根据各种疾病的某些共同属性而将疾病进行归类，分为经、证、翻、龟、小儿胎病、新生儿抽病、丹毒、疔、癀、花、疮等类。

在诊断上，苗医是通过望、听、嗅、问、摸、弹等方法搜集疾病表现的各种症状和体征，结合天时地域及其他条件进行综合分析，辨清冷、热二病，分别所属病证，为治疗原则和具体治法提供重要依据。而这其中与汉医区别最大的是摸诊和弹诊。苗医摸诊主要指摸脉及患者体表的有关部位；苗医将脉象称为“大脉”，以喻脉搏跳动像马奔跑一样有节律，脉象有病脉、喜脉、寿脉之分，脉位有头部脉、寸口脉、腕部、五指、内外踝、内外膝眼下、足背、左乳下共 16 处，这与汉医有很大差别。摸诊中还有对患者有关部位的触摸，以了解局部的温度、痛觉，以及色块的形状、大小、软硬、波动感等判断疾病。以摸前额对 5 岁以下小儿疾病诊断的功夫尤精，部位是由两眉中点起至前发际连线，分上、中、下三部，医生以示指、中指、无名指指腹分别摸患儿的上、中、下三部，三部皆灼手者为热病，可伴有鼻塞、气粗、咳嗽、发热等；三部发凉者为冷病，可伴有发冷、呕吐、腹泻等；上、中两部灼手者为受惊骇所致；下部灼手甚于上、中二部者，多为饮食积滞。而弹诊是医者用五指提弹患者腋前、肩背、脊旁、肘窝、腘窝等处大筋或皮肤，若紧束不知疼痛，或随着提弹有色块隆起，或提弹处皮肤迅速出现乌黑色瘀点或瘀斑，并伴有剧烈头痛或胸腹痛、面苍唇白、指尖逆冷，恶心欲呕或吐泻等，多为“翻”病。

苗医用药配方有两个法则。首先，用药配单而不配双，就是只用 1、3、5、7、9、11 等药物种数为单数的一组药配制药方，而不用 2、4、6、8 等药物种数为双数的配方。不少老苗医都认为“配单”比“配双”疗效好。另外，苗医用药讲究领头药、铺底药和监护药的配伍组合，与中药组方讲究君、臣、佐、使配伍原则类似。

随着国家对民族医药发展的支持，苗医药的研究、开发、应用有了很大进展。

6.6 土家医药

由于土家族仅有语言而无文字，自然也就没有土家族文字记载的医药知识古籍。从汉字记载的土家族史籍中发现，明清年间的地方志中零星记载了民间医药内容，但经千百年“口口相授”和“代代丰富”的创作过程，以口碑文献的特殊形式传承下来。通过对“口碑文献”和民间医药抄本的搜集整理，发现这些源于民间的医药和乡土疗法，经历代药匠（土家族对医生的称呼）在实践中探索和经验总结，成为了形式特殊、民族气息浓厚的土家医药。汉医在土家族地区的传播与应用，文献记载始见于 1391 年（明洪武年间），西方医学在 20 世纪 20 年代才传入土家族地区。在汉医和西医未传入土家族地区以前，只有土家族民族医药为土家人民预防和治疗疾病。

从土家医药发展的实际情况来看，可分为秦汉时期及五代以来两个阶段。在秦汉前后的漫长岁月中，土家族先民在人类的生产活动中尝草识药，治验疾病，经历了本能经验积累、初期医疗活动及巫医影响的过程；五代以来，由于外来民族迁徙定居于土家族地区，土家族民间医疗活动较为活跃。五代时期到“改土归流”前几百年间，基本还是实践知识的积累阶段，尚未形成比较系统的医药体系。清雍正年间对土家族地区实行“改土归流”后，土家族中的有识之士，在前人识药治病、实践知识积累的基础上，进行了理论上的总结和实践的反复验证，使土家医药有了进一步的发展。

土家医认为人体主要由三元（上元、中元、下元）、十窍（双眼、双耳、鼻孔、口、肛门、尿孔、汗孔）、肢节（肢体、骨头、榫）、筋脉、气血精组成。土家医对疾病的致病原因有较为系统的认识，将其分为三大类：瘟气类包括风、寒、湿、火 4 种，伤疾类包括劳伤、伤食、伤神等，毒类包括草毒、气毒、血毒等 18 种。在此基础上，土家医形成了看、问、听、脉、摸 5 种诊断方法，其中脉诊很具特色，有骨脉、命脉、虎脉等 20 余种。

土家医的临床治疗方法较多，千百年来流散民间，是医匠成名或传家之秘诀。土家医疗法一般分为两大类，即药物治法和非药物治法；有七法八则，七种治法是汗、泻、赶、止、补、温、清，八种治则是寒则热之、热则寒之、亏则补之、实则泻之、阻则通之、肿则消之、惊则镇之、湿则祛之。外治法有拔罐、麝针、火功、扑灰碗、放痧、鸡胸、发泡、佩带、蛋滚、提风等特色治法。

土家族聚集地武陵山区地处亚热带，气候温和，适宜植物生长，这里有土家常用民族药 500 多种，如水黄连、江边一碗水、头顶一颗珠等。

喜用鲜药、善用药引、讲究配伍是土家医生用药最大的特点，这对其他民族医药也有一定的积极影响，土家医药在承古纳新这条道路上，一定会越走越好。

传统医药的发展，不仅是一个重要的学术问题，而且也是提高民族自尊心、继承发展民族文化的重要内容。我国很重视民族医药的发展，2006 年，藏医药被列入国家级第一批非物质文化遗产名录，2008 年，蒙医药、瑶族医药、侗医药、回族医药、苗医药、畲族医药被列入国家级第二批非物质文化遗产名录。今后，会有越来越多的民族医药进入大众视角，民族医药必将迎来灿烂辉煌的明天。

高原的藏医药，草原的蒙医药，神秘而充满异域风情的维吾尔医药，带有远古土著气息的傣医药……民族医药中包含了各个少数民族的地域特色、环境特点、风俗习惯及人们的智慧。经过千百年来的传承，各民族的中医药体系中留给后人的不只是治病救人的医术药方，还有民族的历史，各民族人民遭受疾病之苦、应对疾病、治疗疾病、预防疾病以繁衍生息的生存繁衍史，这是民族医药最为可贵之处。当下，我们努力保护与传承民族医药，将其列为我国非物质文化遗产，但事实上，这是远远不够的。在保护与传承的同时，我们应该同发展中医药一样去发展它，将现代的科学技术和医疗手段与其相融合，使民族医药更加的科学化、系统化，以便其得到更好的保留与更广的传播。

7 走近中药

“神农尝百草，日遇七十二毒”真实反映了先人寻找药物和与疾病做斗争的艰险历程。每一味中药的发现，都给他们与病魔的抗争中增添了一件强有力的武器；每一味中药都伴随着美丽的神话和感人的故事。它们或者能极大延长生命造就一个个不老神话；或者能使伤口避免感染，加快愈合继而躲过性命之忧；或者起死回生，把垂危患者从鬼门关拉回来，如此总总。文字的出现，使得这些灵丹妙药的神奇功效得以记录并广为流传。随着时间的推移，越来越多中药被发现，智慧的先人极大发挥了他们的大创造力，根据药物的特性，总结出了完善的中药药性理论，使得单独的中药“活”了起来，每味中药都成了多面手，他们或相须或相使，从而极大提高了中药防病治病的能力。中药发展的历程从来都是开放的，每一个时期都会吸收当时最先进的成果，从而使中药能更好地发挥作用。

7.1 认识中药

7.1.1 尝试中积累的用药经验

相传，炎帝神农氏为找寻治病解毒的良药几乎嚼尝过所有植物，“神农尝百草，日遇七十二毒”虽带有神话传说的色彩，但也真实而朴素地反映了原始的用药经验来源于实践，来源于生活中对天然植物的尝试。原始社会生产力低下，人类只能依靠采食植物和渔猎维持生活，在寻找食物的过程中偶然因吃了某些“食物”而使原有的腹痛、便秘等病痛得到缓解，或因误食有害的“食物”以致产生呕吐、腹泻甚至中毒等反应，或为解除某种痛苦而尝试各种植物或其他天然产物，在此过程中逐渐认识并积累了某些天然植物的功效。在文字还没有出现的时候，这些生活经验的流传，只能靠口耳相授。随着人类历史的进步，文字出现了，这些生活中的经验便得以记录下来。这些经验积累在汉字的创造中也有体现，如出现在数千年前钟鼎文中的“药”字，繁体字为“藥”，古音为入声字，从艸（草）乐（樂）音。《说文解字》解释，“樂”为五声八音总名，“艸”为治病之艸（草药）总名，“藥”即“乐字上需加草”，可以理解为，人生病的时候自然不快乐，只有吃“草”（草药）后才能再次快乐起来，这也体现了草药的功能。

先秦时期虽未出现过本草学的专著，但在一些古籍中已出现了对某些药物及其功能的文字记载。西周至春秋时代的《诗经》中就记载了苍耳、车前草、桑、合欢、益母草、艾、芍药、栝楼、枸杞等100多种植物名称；成书于战国至西汉时期的《山海经》中，载有动物、植物和矿物药120余种，并明确提出了它们的功用；1973年长沙马王堆汉墓出土的帛书《五十二病方》涉及药物247种，对药物的炮制、制剂、配伍、禁忌等亦有记述。中药的来源以植物药居多，所以古籍中有关药物专著的书名常以“本草”表示中草药，如《神农本草经》《唐本草》《本草纲目》等。在很长的一段历史时期，中药并不称作中药，正如“中医”之名是相对“西医”而来一样，随着西方药学在我国的传播，“本草”逐渐改称为“中药”。现在对中药的定义是，中药是在中医理论的指导下，用于防治疾病的植物、动物、矿物及其加工品。所以可以理解为，不论是产于中国，还是产于外国，只要在中医理论的指导下应用，均可称为中药。故“保留中药，废除中医”的言论是不负责任的。中医、中药是千百年来实践经验的总结，也是中华民族的传统文化，需要我们以与时俱进的思想去继承和发扬。

7.1.2 中药和西药的差异与统一

正如中医和西医理论上存在差异一样，中药和西药也一样有差异。提起中药和西药的区别，很多人的理解就是“中药治本，西药治标”，即如果引起疾病的因素是“本”，疾病所表现的临床症状为“标”，那么中药是针对疾病的病因进行治疗的，西药是针对疾病所表现的临床症状进行治疗的。其实，上述这种想法存在一定的局限性。中药也有治标的，西药也有治本的。也许大家对 2003 年的“非典”（传染性非典型肺炎）事件、2009 年的 H1N1 禽流感事件还记忆犹新，中药对改善 H1N1 禽流感临床症状和预防禽流感发生发挥了重要作用，而西药达菲同样得到了公众的认可。达菲是一种流行性感冒（流感）治疗用药，可以减少并发症（主要是气管与支气管炎、肺炎、咽炎等）的发生和抗生素的使用，是目前治疗流感最常用的药物之一。继“非典”与 H1N1 禽流感之后，2013 年 2 月以来，上海、安徽、江苏等地先后发生 H7N9 禽流感病例，在国家卫生和计划生育委员会发布的《人感染 H7N9 禽流感诊疗方案（2013 年第 1 版）》中，达菲再度入选。尽管还没有达菲治疗 H7N9 人类患者的相关数据，但实验室测试已表明它们对 H7N9 病毒有效。西药达菲对引起禽流感的病因“H7N9 病毒”是有效的，也就是说，在这方面，达菲是“治本”的。无论是中药还是西药，它们在治疗疾病中所发挥的作用要根据不同的情况进行分析，简单用“中药治本，西药治标”来概括中药与西药的差异是不科学的。

那么中药和西药的差异到底有哪些呢？首先，只有在中医药理论体系指导下，遵循辨证论治和整体观念而使用的药物才是中药。中药若离开中医药学理论而应用，则不再称为中药。而西药是在西医药理论体系指导下应用的药物。其次，中药的基本作用就是以中药的偏性纠正阴阳气血的偏盛或偏衰，每味药物根据四气、五味、升降沉浮、性味归经的不同，具有不同的治疗作用，也就是中药的药性理论。中药的药性也是与西药的最大区别。另外，中药多由植物、动物和一些矿物经过炮制和其他工艺加工而形成。西药主要是化学合成或从自然界生物中提取分离得到的产物。从理论上讲，西药与中药都是由具有药理活性的化合物分子（药效物质）组成并能作用于人体从而产生生物效应。但中药和西药有效成分的个数即药效物质群的个数不一样。单一的中药是一个物质群，含有很多化学成分，可以作用于多靶点，发挥不同的药理活性。中药还讲究配伍，每一个药方里面含有更多的化学成分，不同的化学成分从不同的层面、不同的靶点发挥药理活性。西药则由单一的或有限的几个化合物单体组成，主要作用于体内特异的靶点，一般来说具有相当高的选择性和专一性，即被人体吸收后在特定的系统、组织甚至器官中有相当高的含量分布，并作用于这一部位而发挥治疗作用。但也不能绝对地说中药成分多、西药成分少，中药里也有成分比较单一的药，例如，砒霜的主要成分是三氧化二砷（As_2O_3）。

那么中药和西药是否有可统一的地方呢？如同中医和西医的学术思想是统一的一样，中药和西药的学术思想也是统一的。那就是，治疗对象和治疗目的的统一。中药和西药治疗的对象都是人类本身，都是用于预防、诊断和治疗疾病，就像中医和西医在癌症治疗这个个体化平台站到了一起一样，中药在癌症的治疗特别是辅助治疗上显示了独特的优势和良好的发展前景。可以相信，中药和西药的确各有所长，但又可以互补，一定能共同来维系人类的健康。

7.2 中药发展史上的巨星

7.2.1 中药第一书——《神农本草经》

远古时期人类以采食野生瓜果、生吃捕猎的肉食动物等为生，难免被腥臊和有毒之物所伤，重者甚至中毒死亡。传说炎帝神农氏为寻找治病解毒的良药，使百姓益寿延年，他跋山涉水，亲自尝遍所有的植物，以便了解各种植物的寒、热、温、凉和有毒无毒，故有“神农尝百草，日遇七十二毒”之说。神农在尝百草的过程中发现了许多具有攻毒祛病、养生保健作用的药物，从此百姓就有药可医、不在为疾病困扰了。而炎帝神农氏终因误尝断肠草而死，葬于长沙茶乡之尾。神农尝百草的传说说明了药物知识来源于生活实践，这一实践过程经历了漫长的历史时期，随着岁月的推移，人们积累的药物知识越来越丰富，并不断得到后人的验证，并逐步以书籍的形式固定下来，这就是《神农本草经》。《神农本草经》是我国迄今发现的最早的中草药学经典之作，该书系统总结了我国秦汉以前的药学知识和用药经验，为中药学和方剂学的发展奠定了基础，至今仍是研究中药和方剂最重要的经典文献之一。《神农本草经》的作者及成书时代尚无法确定，大约成书于公元前 1 世纪的秦汉时期，也有学者认为该书为东汉末年（约 200 年）的作品；该书也并非出自一人之手笔，而是众多医药学家总结、搜集、整理当时的药物学经验集体创作而成。因为“本草”是药用植物的代名词，所以这部书也以“本草经”命名；又因汉代托古之风盛行，人们尊古薄今，为了提高该书的地位，借用神农遍尝百草发现药物这一妇孺皆知的传说，将“神农”冠于书名之首，定名为《神农本草经》，如同《黄帝内经》冠以“黄帝”一样，都是出于托名古代圣贤的意图。该书中记载药物365种，根据药物的性能和使用目的，分为上、中、下三品。上品120种，无毒，大多属于滋补强壮之品，如人参、甘草、地黄、大枣等，可以久服。中品120种，无毒或有毒，其中有的能补虚扶弱，如百合、当归、龙眼、鹿茸等；有的能祛邪抗病，如黄连、麻黄、白芷、黄芩等。下品125种，有毒者多，能祛邪破积，如大黄、乌头、甘遂、巴豆等，不可久服。由于历史时代的局限，书中对一些药物毒性的认识存在一定程度的错误，如木通，文中认为其为无毒之品，而近年报道其可引起肾毒性。但书中很多对药物功能主治的记载一直沿用到今天，有一定的科学价值，如水银治疥疮、麻黄平喘、常山治疟、黄连治痢、海藻治瘿瘤等。其中，水银治皮肤疾病的记载要比阿拉伯和印度早500～800年。该书创立“四气”“五味”的药性理论和上、中、下三品的分类方法。在方剂学方面，指出药可单用亦可组方配用，创立了药物之间“七情合和”理论和组方配伍的“君臣佐使”原则，总结了丸、散、汤、酒、膏等基本剂型，对用药剂量、时间等都有具体规定。遗憾的是，随着朝代的更替，原书已经遗失，现行版本为后世医药学家从历代本草书中收集编撰而成。

7.2.2 最早的药典——《新修本草》

唐代全盛时期在文化、政治、经济、外交等方面都有很高的成就，是中国历史上一个强大而繁荣的时代。医药也属于文化的一种，当然也不例外。当时被医家奉为用药指南的《本草经集注》已有100多年的历史。随着医生临证经验的不断积累、中外医药交流的进展和许多新药和外来药的增加，重新编写一部新的本草书，对药物学的书籍进行一定的补充，在当时的条件下是非常必要的。于是，显庆二年（657年）苏敬提议修订新本草，唐政权组织了长孙无忌、许孝崇等20余人与苏敬一起集体编修新本草。同时，唐政府下令征集全中国各地所产的药物及其实物图谱，在修订的过程中，他们采取实事求是的态度，不为过去的医药经典所局限，于659年完成《新修本草》的编撰工作。

《新修本草》将药物按照“玉石、草木、兽禽、虫、鱼、果、菜、米谷、有名未用”进行分类，共记载药物844种，比《本草经集注》增加114种。所增加的药物中，有一部分外来药物，如安息香、龙脑香、胡椒等。本书在学术上广泛采纳群众的意见，对药物的功用进行了详细的探讨和多方的考订，书中有图、有文，图文对照，便于学者学习，对我国药学的发展起到了很大的推动作用，是唐代政府规定的学医者必读之书。该书在国外也有一定的影响，713年日本就有此书的传抄本。日本《律令蜒喜式》记载：“凡医生皆读苏敬新修本草”。这也说明本书对日本医药事业的影响。

《新修本草》是世界上最早的一部药典，它比世界上有名的欧洲《纽伦堡药典》要早800余年。该书具有较高的学术价值，从正式颁布之后就作为临床用药的法律和学术依据，流传了400余年，代表了中古时期中国中医药学发展的一个里程碑。

7.2.3 李时珍与《本草纲目》

李时珍（1518—1593）是中国古代伟大的医学家、药物学家。李家世代行医，李时珍的父亲李言闻是当地名医，在他父亲的启示下，李时珍认识到，不仅要“读万卷书”，更要“行万里路”。于是，他穿上草鞋，背起药筐，远涉深山旷野，跋山涉水求真相，他的足迹遍及湖北、江西、江苏、安徽等地，他观察和收集药物标本，遍访名医宿儒，搜求民间验方，每到一地，就虚心地向当地人请教，当地人也热情地帮助他了解各种各样的地方药物。比如，芸苔是治病常用的药，但究竟是什么样的？《神农本草经》没有说明白，各家注释也搞不清楚。李时珍问一个种菜的老人，在他指点下，又观察了实物，才知道芸苔实际上就是油菜。这种植物，第一年下种，第二年开花，种子可以榨油。于是，这个药物便在《本草纲目》中被一清二楚地解释出来了。不论是在四处采访中，还是在自己的药圃里，李时珍都非常注意观察药物的形态和生长情况。在了解药物时，他并不满足于走马看花式的调查，而是一一采视，对着实物进行比较核对。这样弄清了不少似是而非、含混不清的药物。用他的话来说，就是“一一采视，颇得其真”“罗列诸品，反复谛视”。

李时珍在38岁时，被武昌的楚王召去任王府“奉祠正”，兼管良医所事务。3年后，又被推荐上京任太医院判。这期间，李时珍非常积极地从事药物研究工作，经常出入于太医院的药房及御药库，认真仔细地比较、鉴别全国各地的药材，搜集了大量的资料，同时他还有机会饱览了王府和皇家珍藏的丰富典籍，并看到了许多平时难以见到的药物标本，使他大大开阔了眼界，丰富了知识领域。

李时珍一生著述《本草纲目》《奇经八脉考》《濒湖脉学》《五脏图论》等10种著作。《本草纲目》于1578年编写完成。《本草纲目》参阅各种书籍800多种，编写历时27年。凡16部、52卷，约190万字。全书收纳诸家本草所收药物1 518种，增收药物374种，合1 892种，其中植物1 195种；共辑录古代药学家和民间单方11 096则；书前附药物形态图1 100余幅。药物分为水、火、土、金石、草、谷、菜、果、木、服器、虫、鳞、介、禽、兽、人共16部，包括60类。每药标正名为纲，纲之下列目，纲目清晰。书中还系统地记述了各种药物知识，包括校正、释名、集解、正误、修治、气味、主治、发明、附录、附方等项，从药物的历史、形态到功能、方剂等，层次分明，重点突出，内容详备，实乃“博而不繁，详而有要”。

《本草纲目》还记载了许多与临床关系密切的内容。收载各类附方11 096个，涉及临床各科，包括内科、外科、妇科、儿科、五官科等，其中2 900多个为旧方，其余皆为新方。治疗范围以常见病、多发病为主，所用剂型亦是丸散膏丹俱全，且许多方剂既科学，又有简便廉验之特点，极具实用性。因此，《本草纲目》在临床治疗方面亦有极高的参考价值。

《本草纲目》纠正前人错误甚多，在动植物分类学等许多方面都有突出成就，不仅为中国药物学的发展做出了重大贡献，而且对世界医药学、植物学、动物学、矿物学、化学的发展也产生了深远的影响。该书出版后，很快就传到日本，以后又流传到欧美各国，先后被译成日、法、德、英、拉丁、俄、朝鲜等10余种文字在国外出版，早被公认为“东方医学的巨典”。1951年，在维也纳举行的世界和平理事会上，李时珍被列为古代世界名人。《本草纲目》是16世纪前中国最系统、最完整、最科学的一部医药学著作，达尔文称赞它是“中国古代的百科全书”。

7.2.4 中药发展史上的壮举——《中华本草》

中华人民共和国成立以来，政府高度重视中医药事业的继承和发扬，并制定了一系列相应的政策和措施，随着现代自然科学技术和国家经济的发展，本草学也取得了前所未有的成就。《中华本草》就是此时应运而生的。

《中华本草》的编纂是国家中医药管理局的重大科研项目，该书以文献整理为基础，在本草发展史、本草文献，以及中药资源与品种、栽培与养殖、加工与炮制、鉴定、主要成分、药理作用、药性理论、临床应用、制剂等方面进行了大量的分析研究工作，因而是一部集科学性、先进性、权威性、实用性于一体的大型学术著作。全书2 808.7万字，共30卷，分总论、药物、附篇、索引四大部分。总论分14个专题对中药各分支学科的学术源流与主要内容进行了全面论述；药物部分共载药8 980种，插图8 534幅；附编有备考药物、本草序例、本草要籍要题、本草书目、8个索引。该书广泛收集了古今中医药及相关文献资料，并进行了深入的研究分析，因此，该书不仅具有重要的文献价值，而且有广泛的学术价值。

20世纪50年代以来，政府先后数次组织各方面人员对中药资源进行了大规模调查。在此基础上，编写了全国性的中药志及一大批药用植物志、药用动物志及地区性的中药志，使目前中药的总数达到8 000种左右。普查中发现的国产沉香、马钱子、安息香、阿魏、萝芙木等，已经开发利用，并能在相当程度上满足国内需求，而不再完全依赖进口。

当前涌现的中药新著，不仅数量多，而且门类齐全，从各个角度将本草学提高到崭新的水平。其中最能反映当代本草学术成就的有各版《中华人民共和国药典》《中药志》《全国中草药汇编》《中药大辞典》《原色中国本草图鉴》等。《中华人民共和国药典》以法典的形式确定了中药在当代医药卫生事业中的地位，也为中药材及中药制剂质量的提高、标准的制定起了巨大的促进作用。

随着现代自然科学的迅速发展及中药事业自身发展的需要，中药的现代研究无论在深度和广度上都取得了瞩目的成就，并促进了中药鉴定学、中药化学、中药药理学、中药炮制学、中药药剂学等学科的发展。当代中药教育事业的振兴，为中药事业的发展，造就了一大批高质量的专业人才。1956 年起，在北京、上海、广州、成都和南京等地相继建立了中医学院，使中医教育纳入了现代正规高等教育行列。1978 年以来相继招收了中药学硕士研究生和博士研究生。至此，我国的中药教育形成了从中专、大专、本科到硕士和博士研究生不同层次培养的完整体系。为了适应中药教育的需要，各大院校也多次编写修订各种中药教材。中医药事业在国家的大力支持和扶持下，正在以前所未有的速度发展。

7.3 炼丹术与制药化学

炼丹术是以炉鼎烧炼矿物类药物、制取“长生不死”“仙丹”的一种实验方术。现代意义上的“丹剂”与古代通过炼丹术制成的“仙丹”不同，丹剂是中药的一种剂型，主要指依成方制成的颗粒状或粉末状的中药，如小金丹、大活络丹、红升丹等，许多药方都以“丹”来命名，如天王补心丹、至宝丹、山海丹等，但这些方药主要是由动植物药配制而成，与炼丹术所指的“丹”毫不相干，只是借用“丹”名，以显示其效果灵验而已。由此可见，古代炼丹术对后世的深远影响。

中国的炼丹术有着悠久的历史，炼丹家们在炼丹的活动中，汲取了劳动人民在生产生活实践中的丰富经验，并孜孜不倦地从事采药、制药的活动。在炼丹的实践中积累了大量关于物质变化的经验知识，如关于水银易挥发又易与硫黄化合、胡粉遇碳（C）可还原为铅等。尽管他们追求“长生之药”的目的不可能达到，但在炼丹实践中对物质变化的规律所做的探讨是有益的，积累了不少化学知识和操作经验。例如，用化学方法来提纯和鉴别硫、汞、铅等元素，对铁矿、氯化镁、硼砂、草木灰等数百种化合物及其性质有了一定的认识；在实验技术上，发明了加热器、蒸馏瓶、坩埚等仪器，掌握了蒸发、过滤、蒸馏等许多实验操作技术。炼丹过程所掌握的升华、蒸馏、熔融等技术，在很大程度上促进了制药化学的发展。8 世纪时，我国炼丹术经阿拉伯传入欧洲，成为近代化学的前驱。炼丹的实践使炼丹家们接触到种种自然现象，从而提高了对自然界的认识，同时也为后人留下了很多探索自然的思路和方法，至今依然值得我们去学习和借鉴。

7.4 中药的疗效

7.4.1 中药性能与疗效的关系

中医理论认为，正常的人体处于阴阳平衡的状态，任何疾病的发生，都是致病因素作用于人体，引起机体阴阳失衡的结果，而中药的基本作用就是以中药的偏性纠正阴阳气血的偏盛或偏衰，最终使机体恢复阴阳平衡的状态。那么，中药为什么有效呢？这就要从中药的四气、五味、升降沉浮、归经、有毒无毒的药性理论来认识。

“药性”是对中药作用基本性质和特征的高度概括，又称“中药性能”。药性理论是中药理论的核心，“药性”是中药的内在性质，决定了中药的功用；中药之所以有效就是因为它的“药性”，下面我们将对“药性”的具体内容进行详细介绍。

（1）四气与疗效

四气又称四性，指药物具有的寒、热、温、凉四种药性，药物的寒凉与温热是与临床所治疗疾病的性质相对而言的，主要是从药物作用于人体所发生的反应来概括的。能够减轻或消除热证的药物，一般属于寒性或凉性，如石膏、板蓝根，对发热口渴、咽喉肿痛等热证有清热泻火、利咽、解毒的作用，这种作用反映出其具有寒凉之性；能减轻或消除寒证的药物，一般属于热性或温性，如附子、干姜对脘腹冷痛、四肢厥逆等寒证有温中散寒、回阳救逆作用，即表明其具温热之性。

在患者表现为高热烦渴、面红目赤等阳热症状时，临床上多选用凉性或寒性的药物来治疗，即“热者寒之”。这里的“热”指的是临床表现的热证，“寒”指的是具有寒凉性质的药物，也就是说，温热的症状需要寒凉的药物来治疗。如患者表现为四肢厥冷、脘腹冷痛等阴寒症状，便多选用温性或热性药物来治疗，即“寒者热之”。可见药性的寒热温凉与所治疗疾病的寒热性质相反。所以可以理解为，寒凉性的药物具有清热、泻火、凉血、解热毒等作用；温热性的药物具有温里散寒、补火助阳、温经通络、回阳救逆等作用。但是，临床上的病证比较复杂，有时寒热症状错杂出现，有时表现出的症状并不是真实的病情，这个时候如何用药就要根据病情而定了。

（2）五味与疗效

五味是指药物有酸、苦、甘、辛、咸五种药味，包括淡味和涩味。五味的本义是指药物和食物的真实滋味，是通过口尝而得知的，如生姜味辛、甘草味甘、黄连味苦、乌梅味酸、昆布味咸等，都是入口之后才知道它的味道。药物的味道虽然来源于口尝，但是古人在长期的医疗实践中发现，不同滋味的药物具有不同的功能效用，并将药物滋味与功能联系起来。辛味有发散解表、行气行血的作用，辛味药多用于治疗外感表证和气滞血瘀等，如治疗表证的麻黄、薄荷和治疗气血阻滞的木香、红花都有辛味。甘味有滋补和中、调和药性及缓急止痛的作用，多用于治疗正气虚弱、身体诸痛等，也用于调和药性，一般用于虚证的党参、熟地黄，用于缓解疼痛、调和药性的饴糖、甘草等，都有甘味。酸味有收敛固涩的作用，多用于治疗体虚多汗、肺虚久咳、久泻久痢、遗精滑精、遗尿尿频、月经过多、白带不止等，如用于涩精敛汗的山茱萸、五味子和用于涩肠止泻的五倍子都有酸味。苦味有清泻火热、通泻大便等作用，多用于治疗热证、火证、气逆喘咳、呕吐呃逆、大便秘结等，如用于热结便秘的大黄、用于肺气上逆所致喘咳的杏仁都有苦味。咸味有泻下通便、软坚散结的作用，多用于治疗大便燥结、瘰疬瘿瘤、症瘕痞块等，如用于软坚散结的瓦楞子、用于泻下通便的芒硝都有咸味。五味所具有的功效在现代研究中也得到了一定的证实，如辛味的解表药麻黄和桂枝，具有抗流感病毒的作用，且能刺激汗腺分泌而发汗，这是其治疗风寒感冒的作用机制之一。

性和味分别从不同角度说明了药物的作用，两者必须综合起来看，才能较全面地认识药物的作用和性能，这就是中药理论中的“性味合参”。例如，黄连、生地黄均性寒，皆能清热，用治热证，但黄连苦寒，清热燥湿，主治湿热证；生地黄甘寒，能清热养阴，用治虚热证。紫苏、薄荷皆有辛味，能发散表邪，用于外感表证，但紫苏辛温，能发散风寒；薄荷辛凉，则发散风热。由于性和味属于药物性能的一部分，因此不仅要“性味合参”，还要与药物的其他具体功效结合起来，这样才能更全面地认识药物的性能。

（3）升降浮沉在疗效中的体现

中药的升降浮沉是指药物在机体内具有向上、向下、向外、向内四种不同的作用趋向。不同的疾病也出现向上（如呕吐、喘咳）、向下（如泻利、崩漏、脱肛），向外（如自汗、盗汗）、向内（如表证不解）的病势趋向。中药的升降浮沉是与疾病表现的趋向性相对而言的。一般来说，药性升浮的，大多具有辛甘之味和温热之性；药性沉降的，大多具有酸苦咸味和寒凉之性。要针对疾病发生部位有在上在下、在表在里的区别，病势上有上逆下陷的区别，根据药物有升降浮沉的不同特性，恰当选择药物，逆病势而治，因势利导，根据需要人为控制，以指导临床用药。

（4）归经在发挥药物疗效中的应用

归经就是指药物对于机体某部分的选择性作用，主要对某经（脏腑及其经络）或某几经发生明显的作用，而对其他经则作用较小，或没有作用。如同属寒性药物，虽然都具有清热作用，但其作用范围，或偏于清肺热，或偏于清肝热，各有所长。再如同是补药，也有补肺、补脾、补肾等不同。因此，将各种药物对机体各部分的治疗作用做进一步归纳，使之系统化，这种便形成了归经理论。

归经理论是以脏腑、经络理论为基础，以所治具体病证为依据的。经络能沟通人体内外表里，在病变时，体表的疾病，可以影响到内脏；内脏的病变，也可以反映到体表。因此，人体各部分发生病变时所出现的证候，可以通过经络而获得系统的认识。例如，肺经病变，每见喘、咳等；肝经病变，每见胁痛、抽搐等；心经病变，每见神昏、心悸等。我们根据药物的疗效，与病机和脏腑、经络密切结合起来，可以说明某药对某些脏腑、经络的病变起着主要医疗作用。例如，桔梗、杏仁能治胸闷、喘咳，归肺经；全蝎能定抽搐，归肝经；朱砂能安神，归心经等。这说明，归经的理论是具体指出药效的所在，是从疗效观察中总结出来的。

但是，在应用药物的时候，如果只掌握药物的归经，而忽略了四性、五味、升降浮沉等性能，是不够全面的。因为某一脏腑、经络发生病变，可能有的属寒，有的属热，有的属虚，有的属实。所以，不可只注意归经，而将能归该经的药物不加区别地应用。同归一经的药物，其作用有温、清、补、泻的不同，如肺病咳嗽，虽然黄芩、干姜、百合、葶苈子都能归肺经，可是在应用时却不一样，黄芩主要清肺热，干姜则能温肺寒，百合补肺虚，而葶苈子则泻肺实。归其他脏腑、经络的药物，也是这样。可见，将中药的多种性能结合起来，以之指导中药的应用，才会收到预期的效果。

另外，我们还必须了解，由于脏腑、经络的病变可以相互影响，因此，在临床用药时，并不单纯地使用某一经的药物。例如，肺病而见脾虚者，每兼用补脾的药物，使肺有所养而逐渐向愈；肝阳上亢由于肾阴不足者，每加用滋补肾阴的药物，使肝有所涵而虚阳自潜。

四气、五味、升降浮沉、归经同是药性理论的重要组成部分，在应用时必须结合患者情况，全面分析，才能准确地指导临床用药。

（5）毒性的解释

西汉以前以“毒药”作为一切药物的总称，古代医家把具有治疗效果的药物统称为“毒药”。广义的毒性作为中药性能之一，是一种偏性，用这种偏性来纠正人体阴阳的偏胜和偏衰。而狭义的毒性是指药物对机体的损害性，简单的理解，就是指药物对人体产生的不良反应。虽然大多数中药是纯天然物质，但也存在毒副作用，即所谓的“是药三分毒”。

任何事物都具有两面性。药效和毒性也是药物两面性的体现，而药物的毒性同样也有两面性。例如，半夏、白果都含有无治疗作用的有毒成分，通过适当的炮制，把这些有毒的物质去掉，就可以防止其毒副作用的发生；而川乌、草乌等所含的乌头碱是有毒成分，乌头碱口服0.2毫克即可出现毒性反应，3~4毫克即可致人身亡，但经过煎煮后产生次乌头碱，次乌头碱作为强心作用的有效成分毒性大大降低。若将乌头碱去掉则药效丧失，若使用生药又会引起中毒，只能通过严格炮制降低其毒性，在降低毒性的基础上，还要保持一定的药效，所以炮制也是影响药物疗效的关键因素之一。

在正常用法、用量的情况下，大多数中药不会产生毒副作用，如人参、甘草、茯苓、金银花、板蓝根等，该类药物如应用得当，一般不会对人体产生明显的不良反应。中药不良反应的发生大多是由于超量、超时用药或错选药物引起的。如药性过于寒凉的黄连、黄芩、黄柏，虽然为无毒的中药，但长期服用均会损害脾胃功能；即便是作为大补之品的人参，也并非人人都可以用来作补药服用的，肝阳上亢型的高血压患者服用人参后会引起血压升高、心律不齐等症状。所以服用中药的前提是对症下药，并根据实际情况选择合适的剂量和服药时间。药不对症、服用不当都会导致对机体的损害。

临床常用的中药如生姜、葱白、大枣、蜂蜜、桂圆、枸杞子、薏苡仁、黑芝麻、山药、桑葚等，本身就是食物，不具毒性，一般情况下即使经常服用也不会对人体产生毒副作用。《中药大辞典》中记载的冬瓜、丝瓜、羊肉等也是日常生活中的食物，这类食物具有寒热温凉的偏性，但并不含有毒性成分，将这类药食两用物品的偏性应用在食疗当中，对调理、恢复人体的健康有积极的作用。

认识各种药物的有毒、无毒，大毒、小毒，可以帮助我们理解其作用之峻利或和缓，亦能根据病体虚实、疾病深浅来适当地选用药物和确定用量，并可通过必要的炮制、配伍、制剂等环节来减轻或消除其毒副作用，以保证用药安全。

7.4.2 产地、采集时间、炮制、剂型对药效的影响

医生对症开出的药方，患者服用后并没有收到预期的疗效，其中重要的原因，可能是中药的质量、炮制、配伍应用不合规范。除部分人工制品外，绝大部分中药都来自天然的动物、植物、矿物。《神农本草经》中说："阴干曝干，采造时月，生熟土地所出，真伪陈新土地所出，真伪陈新，并各有法。"也就是说，中药的产地、采收都直接影响到药物的质量和疗效。此外，药材是否经过正确炮制、贮藏的方法是否正确都会影响到药物的疗效。

那么，怎样才能正确地选择和使用效果好的药物，以达到更好的治疗效果呢？了解产地、采集时间、炮制及剂型对药材质量的影响就显得重要了。下面，我们将带领大家详细了解这些因素对药材质量的影响，以便于大家以后选择。

（1）产地和采集时间是影响药材质量的主要因素之一

《本草衍义》说，"凡用药必择州土所宜者，则药力具，用之有据。"唐代医药学家孙思邈说："用药必依土地。所以诊治十愈八九。"简单的理解就是，用药就要用地道药材，地道药材可以保证药材质量和药效。什么是地道药材呢？首先要了解的是，不同产地的地理气候、水土中特有的微量元素各不相同，正是因为

这种不同，导致了不同产地的同一种药材的差异性，其疗效也不大一样。一些药材被异地移植、引种后，质量明显下降。例如，黄芪从内蒙移植到湖北后，失去了微量元素硒，以致不能用于临床。经过多年的经验总结，某些地方生产的某种药材在质量、疗效上都好于其他地方产的药材，那这些地方产的药材就称为地道药材或道地药材。中医治病用药，历来强调使用地道药材。所以，药材的产地是影响药材质量好坏的因素之一。

《用药法象》说："凡诸草木昆虫，产之有地，根叶花实，采之有时，失其地则性味少异，失其时则气味不全。"可以理解为，药材的产地和采集时间对药材的质量都有影响，药材的采集时间同其产地一样重要。不同时期采集的药材所含有效成分的含量是不一样的，这直接影响着药材在临床上使用的药效。有些药材种植者不顾采集周期，滥加采集，影响了药材疗效。如厚朴、杜仲需种植满15 年，有的地方不足 5 年即采集；东北产的甘草，其甘草酸含量生长 1 年的为5. 49%，生长 4 年的为 10. 52%，相差近 1 倍；甘草酸含量生长初期为 6. 5%，开花前期为 10%，开花盛时为 4. 5%，生长末期为 3. 5%，所以在开花前期采摘的甘草有效成分的含量会更高。

另外，每味中药常有几个品种，药名相同，但因科属不同，成分和药理作用也是各异。如金钱草，四川用的是报春花科的过路黄，主治胆结石；广东用豆科植物金钱草，主治膀胱结石；江西用伞形科的天胡荽，主治肾结石；浙江用旋花科的黄胆草，主治黄疸。如果只认药名，不辨同名异属，就难以保证疗效。所以，用药一定要选对品种。

（2）正确的炮制方法可保证药材的质量和疗效

在选用植物药的时候，我们一般会选用植物的根、茎、叶、花、果实等来入药，并不是把一整株植物直接拿来用药，这就需要我们对原植物的入药部分进行简单的加工处理，也就是我们所说的炮制。经过适当地炮制后，可以降低有毒药材的毒性，提高药材的疗效。中药疗效的高低，不仅在于中药材本身的质量，而且与炮制适当与否有很大的关系。如生半夏辛温有毒，未经过炮制的生半夏可引起呕吐、口腔麻木肿痛、张口困难、咽喉肿痛失音，甚至出现窒息等危重的反应。炮制则能降低毒性并缓和药性，但炮制方法不同，作用也不一样，如白矾制半夏长于化痰，姜制半夏善于止呕，法半夏用甘草石灰共制则偏于治疗寒痰。

炮制的方法主要有净制、水制、火制、水火共制、发酵发芽、烘焙、制霜、水飞等方法，不同的药材都有其适当的炮制方法。忽视炮制常可导致不测，如蒲黄炒炭，可用于胎漏的患者止血，如果该患者误服了生蒲黄，那将导致出血不止，加重症状。中药材并不是像我们想象的那样都可以直接入药，它要经过必要的炮制才能作为药物使用。只有这样，才能保证药材质量和疗效，才能更好地治疗疾病。

（3）合适的剂型有利于发挥药材药效

我们平时所见到的中药主要以汤剂的形式出现，殊不知，中药还有其他不同的几种剂型。除了最常用的汤剂，中药还有散剂、丸剂、膏剂等不同剂型。中药能否很好地发挥作用，也决定于它的剂型是否科学。不同的剂型适合治疗不同的疾病，要根据疾病的不同，选用不同的剂型，以更有效地发挥药材的治疗作用。《神农本草经》载："疾有宜服丸者，宜服散者，宜服汤者，宜服膏者，亦兼参用所病之源以为其制耳。"金代的李东垣指出："汤者荡也，去大病用之；散者散也，去急病用之；丸者缓也，不能速去而缓治之也。"说明剂型对疾病有一定的选择性。

部分中药临床常用传统剂型的合理性已得到了一定证实，例如，瓜蒂散用散剂有涌吐痰食的作用，汤剂则无效；五苓散的散剂比汤剂效果好；六神丸更适合用丸剂，不适合汤剂；又如大黄黄连泻心汤，服用汤剂有助于大黄与黄连产生的鞣质在胃肠道中缓缓分解，又转为鞣酸与小檗碱，分别发挥疗效，而注射液就没这样的效果了。由此可见，药物通过不同的剂型发挥药效的能力是不一样的。

有些中药只有在特定的剂型中才能发挥疗效。例如，朱砂、麝香等药只能入丸、散剂，而不能入煎剂。实验发现，雷丸中所含的蛋白分解酶在加热至 70 ℃时便失去活性，因而用雷丸驱虫必须研末冲服，而不能入煎剂，否则没有驱虫效果。

在临床上，有些患者用药时疗效较差，在排除了辨证选方的因素以后，就应考虑改变剂型。如一感冒患者，在服用藿香正气丸后感觉胃部难受，改为汤剂后不适的症状就消失了。说明患者对剂型有一定的选择性。

由此可见，在临床治疗中，选择合适的剂型直接关系到药物发挥作用治疗疾病的疗效。所以，在用药时，要考虑到剂型对药物疗效的影响，这有利于提高临床治疗效果。

7.4.3 中药配伍与疗效的关系

根据病情的需要和药物的特点，有选择地将两种或两种以上的药物合在一起应用，叫作配伍。大多处方都遵循“君、臣、佐、使”的配伍原则，也就是说，通过适当的配伍达到增加疗效、降低毒性、适应复杂病情需要的目的。中药的配伍有单行、相须、相使、相畏、相杀、相恶、相反七种情况，简称七情。其中，“单行”指单味药使用，如独参汤。“相须”是指性能功效相类似的药物配合应用，可以增强原有疗效，例如，石膏与知母配合，能明显增强清热泻火的治疗效果；大黄与芒硝配合，能明显增强攻下泻热的治疗效果；全蝎、蜈蚣同用，能明显增强止痉定搐的作用。“相使”是将在性能功效方面有某些共性，或性能功效虽不相同，但是治疗目的一致的药物配合应用，而以一种药为主、另一种药为辅的配伍方法，能提高主药疗效，如补气利水的黄芪与利水健脾的茯苓配合时，茯苓能提高黄芪补气利水的治疗效果；黄连配木香治湿热泻痢，腹痛里急，以黄连清热燥湿、解毒止痢为主，木香调中宣滞、行气止痛，可增强黄连治疗湿热泻痢的效果；雷丸驱虫，配伍泻下通便的大黄，可增强雷丸的驱虫效果。“相畏”是指一种药物的毒副作用能被另一种药物减轻或消除，如生半夏和生南星的毒性能被生姜减轻或消除，就可以说生半夏和生南星畏生姜。“相杀”是指一种药物能减轻或消除另一种药物的毒副作用，如生姜能减轻或消除生半夏和生南星的毒副作用，就可以说生姜杀生半夏和生南星的毒。相畏、相杀实际上是同一配伍关系的两种提法，是药物间相对而言的。“相恶”即一种药物能使另一种药物原有功效降低，甚至丧失，如莱菔子能削弱人参的补气作用，也就是说人参恶莱菔子。“相反”即两种药物合用，能产生或增强毒副作用，如“十八反”“十九畏’中的若干药物。

在七情中，不同的配伍作用是不一样的。相须和相使是增加疗效的配伍，这种配伍关系可以使药物的功效充分利用。相畏和相杀是减毒配伍，这种配伍关系可以降低药物的毒副作用，一般用于毒剧药的配伍当中。相恶使药物疗效降低，相反会增强毒副作用，这两种配伍关系是要避免使用的，属于配伍中的禁忌。了解药物的七情有利于我们根据药物的不同情况，针对不同病症，有选择地使用药物，以提高临床疗效。

7.4.4 如何来认识用药禁忌

在日常生活中，有些食物是不能同时食用的，中药的使用也一样，也有很多的临床禁忌，下面我们将为大家介绍具体的用药禁忌，希望能够对用药安全起到一定的作用。

金元时期概括总结出的“十九畏”（硫黄畏朴硝，水银畏砒霜，狼毒畏密陀僧，巴豆畏牵牛，丁香畏郁金，川乌、草乌畏犀角，牙硝畏三棱，官桂畏赤石脂，人参畏五灵脂）和“十八反”（甘草反甘遂、大戟、芫花、海藻；乌头反半夏、贝母、瓜蒌、白蔹、白及；藜芦反人参、沙参、丹参、苦参、玄参、细辛、芍药）属于配伍禁忌的范畴，在临床上应避免配伍应用；但在实际应用中并非绝对不能用，如用甘草水浸甘遂为末内服治疗腹水，可以更好地发挥甘遂的药效；又如党参与五灵脂同用可补脾胃、止疼痛。但这些应用均应在专业医生的指导下，经过严格的实验和论证才可以选用。很多问题还有待于用现代药理学的方法进行进一步研究。

除了配伍禁忌外，由于药物的药性不同，其适应证范围也会不同，临床用药也就有所禁忌。例如，麻黄性味辛温，功能发汗解表、散风寒，又能宣肺平喘利尿，故只适宜于外感风寒表实无汗、肺气不宣的喘咳，而对于表虚自汗及阴虚盗汗、肺肾虚喘则禁止使用。又如，黄精甘平，功能滋阴补肺、补脾益气，主要用于肺虚燥咳、脾胃虚弱及肾虚精亏的病证，但因其性质滋腻，易助湿邪，所以脾虚有湿、咳嗽痰多及中寒便溏的患者则不宜服用。

某些药物具有损害胎元以致堕胎的不良反应，所以应该作为妊娠禁忌的药物。这类药物一般可分为禁用与慎用二类。禁用的大多是毒性较强、药性猛烈的药物，如巴豆、牵牛、大戟、斑蝥、商陆、麝香、三棱、莪术、水蛭、虻虫等；慎用的包括通经去瘀、行气破滞，以及药性辛热的药物，如桃仁、红花、大黄、枳实、附子、干姜、肉桂等。凡禁用的药物，绝对不能使用；慎用的药物，则可根据孕妇患病的情况，酌情使用，但没有特殊必要时，应尽量避免，以防发生事故。

某些药物在使用时，对饮食的要求很高，很多食物是不能吃的，这就是我们俗称的忌口。比如，常山忌葱，地黄、首乌忌葱、蒜、萝卜，人参忌萝卜，薄荷忌鳖肉等。这些经验是人们在治病过程中长期积累起来的，如果在吃某些药物的时候不注意忌口，不仅服药无效，反而会使病情加重。肾炎患者及水肿患者不能吃过咸的东西，否则会使病情加重；哮喘、过敏性皮炎、肝炎、疮疖患者服药时，不能吃鸡、羊、猪头肉、鱼、蟹、虾、韭菜等食物，因为这些食物含有异性蛋白，容易使一部分人产生过敏反应，使病情加重。

中药与西药的联用在解决临床很多实际问题的同时，也会因配伍不当导致不良反应的发生。如中药杏仁、桃仁、银杏等均含有苦杏仁苷，水解后生成氢氰酸，对呼吸中枢具有显著的抑制作用，因此上述中药不宜与西药的麻醉药、镇静药、安眠药、抗精神病药等同服，以免因呼吸中枢的过度抑制而发生危险，甚至引起死亡。因此，在中西药并用的今天，除了及时总结合用过程中所产生的疗效，更应实时监测药物合用所产生的不良反应。

7.4.5 煎中药汤剂很有讲究

汤剂是中药最为常用的剂型之一，自商代伊尹创制汤液以来沿用至今，经久不衰。汤剂的制作对煎具、用水、火候、煎煮方法都有一定的要求。其中，煎药用具以砂锅、瓦罐为好，搪瓷罐次之，忌用铜铁锅，以免发生化学变化，影响疗效。煎药用水现在多用自来水、井水、蒸馏水等，以水质洁净新鲜为好。煎药火候有文火、武火之分，文火是指使温度上升及水液蒸发缓慢的火候；而武火是指使温度上升及水液蒸发迅速的火候。

煎煮方法：先将药材浸泡 30 ~ 60 分钟，用水量以高出药面为度。一般中药煎煮两次，第二煎加水量为第一煎的 1/3 ~ 1/2。两次煎液去渣滤净混合后分 2 次服用。煎煮的火候和时间，要根据药物性能而定。一般来讲，解表药、清热药宜武火煎煮，时间宜短，煮沸后煎 3 ~ 5 分钟即可；补益药需用文火慢煎，时间宜长，煮沸后再续煎30~60分钟。

某些药物因其质地不同，煎法比较特殊，处方上需加以注明，归纳起来包括有先煎、后下、包煎、另煎、溶化、泡服、冲服、煎汤代水等不同煎煮法。“先煎”主要指有效成分难溶于水的一些金石、矿物、贝壳类药物应打碎先煎，煮沸20~30分钟，再下其他药物同煎，以使有效成分充分析出，如磁石、代赭石、生铁落、生石膏、寒水石、紫石英、龙骨、牡蛎、海蛤壳、紫贝齿、龟甲、鳖甲、瓦楞子、珍珠母、石决明等。此外，附子、乌头等毒副作用较强的药物，宜先煎45~60分钟后再下他药，久煎可以降低毒性，安全用药。“后下”主要指一些气味芳香的药物久煎其有效成分易于挥发而降低药效，须在其他药物煎沸5~10分钟后放入，如薄荷、青蒿、香薷、木香、砂仁、沉香等。此外，有些药物虽不属芳香药，但久煎也能破坏其有效成分，如钩藤、大黄、番泻叶等亦属后下之列。“包煎”主要指那些黏性强、粉末状及带有绒毛的药物，宜先用纱布袋装好，再与其他药物同煎，以防止药液混浊或刺激咽喉引起咳嗽及沉于锅底，加热时引起焦化或煳化。如蛤粉、滑石、旋覆花、蒲黄及灶心土等。“另煎”主要是指对于某些贵重药材，为了更好地煎出有效成分，常需单独煎煮2~3小时，如人参、羚羊角、麝香、鹿茸等。煎液可以另服，也可与其他煎液混合服用。“溶化”又称烊化，主要是指对于某些胶类药物及黏性大而易溶的药物，为避免入煎粘锅或黏附其他药物影响煎煮，可单用水或黄酒将此类药加热溶化即烊化后，用煎好的药液冲服，也可将此类药放入其他药物煎好的药液中加热烊化后服用，如阿胶、鳖甲胶、龟甲胶、蜂蜜、饴糖等。“泡服”主要是指对于某些有效成分易溶于水或久煎容易破坏药效的药物，可以用少量开水或复方中其他药物滚烫的煎出液趁热浸泡，加盖闷润，减少挥发，半小时后去渣即可服用，如藏红花、番泻叶、胖大海等。“冲服”主要指某些贵重药用量较轻，为防止散失，常需要研成细末制成散剂，用温开水或复方其他药物煎液冲服，如麝香、牛黄、珍珠、羚羊角、鹿茸、人参等。某些药物，根据病情需要，为提高药效，也常研成散剂冲服，如用于止血的三七、花蕊石、白及，用于息风止痉的蜈蚣、全蝎、僵蚕、地龙和用于制酸止痛的乌贼骨、瓦楞子、海蛤壳、延胡索等。某些药物高温容易破坏药效或有效成分难溶于水，也只能做散剂冲服，如雷丸、鹤草芽、朱砂等。此外，还有一些液体药物如竹沥汁、姜汁、藕汁、荸荠汁、鲜地黄汁等也须冲服。“煎汤代水”主要指为了防止某些药物与其他药物同煎使煎液混浊，难于服用，宜先煎后取其上清液代水再煎煮其他药物，如灶心土等。此外，某些药物质轻，用量多，体积大，吸水量大，如玉米须、丝瓜络、金钱草等，也须煎汤代水用。

7.4.6 服药的时间和方法

中药汤剂一般每日 1 剂，每剂煎煮 2 次，收集 2 次的药液，平均分为 2 次服用。两次服药的间隔为 4 ~6 小时。具体服药时间应根据胃肠的状况和病情需要及药物的性质来确定。

（1）服药时间

1）饭前服：饭前 30 ~60 分钟。病位在胸膈以下如胃、肝、肾等脏器的疾患宜饭前服。因为饭前胃中比较空虚，药性容易下达，以较高的浓度快速进入小肠被吸收而起作用。

2）饭后服：饭后 15 ~30 分钟。对胃肠道有刺激的中药汤剂宜饭后服。常用的祛风湿药，如羌活、秦艽、威灵仙等，药性皆属辛散温燥之品，易对胃肠道产生刺激，饭后胃中存有较多食物，药物与食物混合可减轻其对胃肠的刺激。还有，用于治疗上焦病变的药物宜饭后服，可充分利用胃肠道里的食物阻滞药力的快速下行。另外消食药亦宜饭后及时服用，以充分发挥药效。毒性较大的药也宜饭后服，以免吸收太快发生中毒。

3）餐间服：在两餐之间服药，常用于治疗脾胃病，避免食物对药物的影响。

4）空腹服：具有滋补作用的汤药，如人参、四物汤、当归补血汤等，宜早晨空腹服用，以利于充分吸收。具泻下作用的大承气汤或治疗四肢血脉病的药物也宜空腹服，可使药物迅速入肠，并保持较高浓度而迅速发挥药效。

5）隔夜服：主要指驱虫药，睡前服一次，第二天早晨空腹再服一次，以便将虫杀死排出体外。除以上服药时间外，骨髓病宜晚间服；发散治感冒药宜趁热服；治疟药宜在疟疾发作前 2 小时服用；慢性病定时服；急性病、呕吐、惊厥、石淋、咽喉病须煎汤代茶饮者，均可不定时服。另外，在应用发汗、泻下、清热药时，要注意患者个体差异。一般得发汗、泻下、热降即可停药，适可而止，不必尽剂，以免发汗、泻下、清热太过损伤人体的正气。总之，服中药的时间要根据病情和药物的性质来定，以尽量发挥药物的预防与治疗作用，减少不良反应为原则。

（2）服药方法

1）汤剂：一般宜温服，但解表药要偏热服，服后还须覆盖好衣被，或进热粥，以帮助发汗；寒证用热药宜热服，热证用寒药宜冷服，如出现真热假寒者当寒药温服，真寒假热者则当热药冷服，如何吃药更有利需要征求临床医生的意见。

2）丸剂：颗粒较小者，可直接用温开水送服；大蜜丸者，可以分成小粒吞服；若水丸质硬者，可用开水溶化后服。

3）散剂、粉剂：可用蜂蜜加以调和送服，或装入胶囊中吞服，避免直接吞服而刺激咽喉。

4）膏剂：宜用开水冲服，避免直接倒入口中吞咽，以免粘喉引起呕吐。

5）冲剂、糖浆剂：冲剂宜用开水冲服；糖浆剂可以直接吞服。

此外，危重患者宜少量频服；呕吐患者可以浓煎药汁，少量频服；对于神志不清或因其他原因不能口服时，可采用鼻饲给药法。

7.4.7 栽培药材与野生药材的疗效有区别吗

野生药材是中药和中成药原料的重要来源之一，因野生药材的采收成本高、危险性大，加之目前野生药材资源逐渐减少，有的品种甚至资源枯竭，市面上的野生中药材已经极为稀缺。人工栽培药材与野生药材之间究竟有什么区别？人工栽培药材的质量和药效与野生药材是否存在很大的差别？这都是人们极为关注的问题。

评价药材质量优劣的标准是药材的疗效，而决定药材疗效的是其有效成分的含量，含量越多，质量越好。同时，药材的产地、采集时间、炮制、剂型等对药效均有重要的影响。野生药材大多是当地的地道药材，以其品质佳、疗效好而深受人们的青睐，但在野生资源匮乏的今天，必须通过人工栽培来解决野生药材供应不足的问题。为最大限度地提高人工栽培药材的质量，国家出台了中药材生产质量管理规范（GAP）。在种植地域的选取中，尽量遵循地道药材形成的历史条件、地理条件和生长环境（土壤、气候、日照）；在种植过程中，选择科学、合理的种植方法，不滥施化肥、农药、生长激素等；在收集、加工的过程中，重视采集时间、加工因素等对药材质量的影响。用 GAP 规范药材种植，使其植物特性、重金属含量、农药残留量等均符合国际标准，也是确保我国中药材质量并走向国际市场的必由之路。所以，只要按照 GAP 生产出的药材都是有质量保证的，野生与栽培的差别并不能决定药材质量的优劣。在一定程度上，按 GAP 栽培出的药材可以替代野生药材。

虽然中药材的栽培已日趋成熟和规范，但我国野生中药材资源严重破坏、严重短缺的现状不容忽视。野生中药材资源也是我国传统医药文化之一，全民都应提高保护野生中药材的意识。

走近中药，揭开她的神秘面纱，我们才发现每一味中药都是自然界中的精灵，都有自己的脾气性格，它们的寒、热、温、凉、性味、归经仿佛在向我们展现出不同方面的自己；而每发现一味中药也伴随着前辈们的辛勤汗水，反映了人类在与疾病做斗争时的聪明智慧；在中药发展之路上，那一本本厚厚的记载着中药的巨著就像一颗颗璀璨夺目的巨星，指引着后人汲取前人的经验智慧，延续着我们中华民族的文化。中药自被祖先们发现以来就不仅仅是以一株植物的形象存在于天地万物之间，而是被赋予了治病救人的重大责任和起死回生的神奇色彩，它们“活”起来了。不仅如此，团结协作在中药运用中亦发挥着重要作用，相须、相使、相畏、相杀……不同中药相互之间增效减毒的作用又是中药的特色和优势。随着科学技术的进步，中药现代化也提上日程，相信我们的中药会有一个更加灿烂的未来。

8 漫话常用中药

经过历代医药工作者的不断寻找和挖掘，有明确记载的中药由《神农本草经》所载的365种，发展到《本草纲目》的1 892种，再到《中华本草》的8 980种。其种类丰富，几乎涵盖了动植物各个科属。而在我们生活中，中药随处可见，与我们的生活息息相关。俗话说“冬吃萝卜夏吃姜，不求医生开药方”。这些生活中最不起眼的食材，如果运用恰当，都会对我们的身体健康有很大益处，起到无病防病、有病治病的作用。随着饮食卫生和营养知识的普及，公众的健康意识日益增强。而药物的滥用，以及医源性、药源性疾病的不断发生又给公众带来了恐惧。人们再次将目光转向绿色植物和天然药物，对“崇尚自然，返璞归真”的追捧，也是对天然药物的希望，希望天然药物能实现现代化学药物所不能实现的奇迹，从一定程度上再次体现出天然药物在防病治病中的重要作用。中草药是经过数千年经验积累的天然动植物中的精华，在肿瘤、心脑血管疾病、糖尿病等的辅助和康复治疗中，其优势是化学药所无法比拟的。而中草药中的“补益药”常常出现在对重大疾病的辅助和康复治疗中，在补益人体物质亏损、增强人体活动功能、提高抗病能力、消除虚弱等方面发挥着重要的作用。“厨房代替药房”“食物代替药物”“健康食品”“功能食品”“‘药食同源’物品”等概念的提出，再次倡导了中草药在日常养生保健中的应用，而这些都与“药食同源”物品有着密切的联系。所以本章选取了补益药和“药食同源”物品中的部分中药，从一些杂文趣事中对其功效主治进行介绍，以期您在轻松的阅读中对中草药有更多的认识。

8.1 补气药

补气药，又称益气药，就是能治疗气虚病证的药物，如补益脾气的白术，具有补肺气、益脾气的功效，适用于肺气虚及脾气虚等病证。补气药还常用于治疗血虚患者，中医临床上有“血脱益气”的治法，就是在大失血的治疗中常常给予补气药，因为“有形之血，不能速生；无形之气，所当速固”。补气药中有众多人们熟知的明星药，如东北三宝之一人参，其大补元气的作用已经过千百年的验证，尤其在大失血时，人参可谓是必用之品；相比人参，西洋参和太子参的补气作用比较平和；还有红景天，以其良好的抗缺氧、抗疲劳、延缓衰老的作用成为体育界和美容界的明星产品，其根源便是其益气活血的作用。

8.1.1 “百草之王”人参

人们常说东北有三宝，人参、貂皮、乌拉草。人参是首宝，是东北最地道的药材，东北长白山是野生人参的主要产地，同时也是国家级自然保护区、国际生物圈保护区，被誉为“物种基因库”和“天然博物馆”，这也为长白山人参的地道性增添了几分光环。人参似“人”的形状和它神奇的功效赋予了它很多的别名，如人衔、地精、神草、血参、土精、玉精等，满语称之为“奥尔厚达”，意思是“百草之王”。据说长白山地区是满清王朝的龙脉所在，所以清初严设禁令，不准人们进山采挖药材，这条禁令在一定程度上庇佑了野生人参的生存环境。但农民为了生计，不怕千辛万苦，冒险进山采挖人参，“林中挖参，沙里淘金”的谚语形象地描述了采参人的艰辛。在这个过程中，也产生了许多美妙的传说。例如，传说系着红兜肚、又白又胖的小男孩就是人参的化身，把引着红线的缝衣针别在人参娃的衣服上，等他遁入土中不见时，就可以顺着红线找到千年的极品人参了。直到今天，仍有很多人在采野山参的时候，先在人参的茎叶上绑上红绳，然后才开始采挖。

野生的人参产量稀少，主要在长白山及小兴安岭地区偶尔发现。经过 30 年的生长，野生鲜人参的重量大约也只有 5 克，而在人工精心栽培下，6 年就可以收获人参了。虽然大多数中药的栽培品种与野生品种差异不大，但野生人参，特别是百年老山参的药用价值或珍贵程度却是栽培品种所无法比拟的。野生人参习称“山参”，播种在野生状态下自然生长的人参又称“林下参”，栽培的人参称为“园参”。山参经晒干后称为“生晒山参”，蒸制后干燥的，称为“红参”；园参经晒干或烘干后称为“生晒参”，鲜根以针扎孔并用糖水浸后晒干的称为“糖参”。野生人参已处于濒临绝灭的境地，这种“中药之王”“能治百病的草”与水杉、银杉等珍贵植物一起，已列为我国国家一级重点保护植物。

人参是众所周知的名贵滋补药品，有固本回元、护命强身、延年益寿功效，但不正确地服用也会引起毒副作用。实证、热证而正气不虚的患者禁服人参，如长期服用人参，会出现失眠、易激动、咽喉刺痒甚至血压增高等中枢神经兴奋现象，有的还会发生皮疹、清晨腹泻等现象。虚证患者在服用人参后，忌吃萝卜和喝茶。总之，即便是补药，也要根据病情的需要正确使用。

8.1.2　“绿色黄金”西洋参

西洋参又称花旗参，是生长于北美原始森林之中的古老植物，具有“活化石”之称。早期的北美印第安人视其为药食同源的植物，并将其作为发汗退热的药物而广泛应用。17 世纪法国的牧雅图斯在我国东北工作期间，对被当地人视作灵丹妙药、根似人形的人参产生了极大的兴趣。他以“鞑靼植物人参”为题，详细叙述了中国人参的形态特征、药用价值，并附有原植物图，此文在英国皇家协会会议上发表。而被该文深深吸引的则是加拿大蒙特利尔地区的法国传教士法朗土·拉费多，他在当地印第安人的帮助下，按图索骥在原始丛林中找到了与中国人参形态极其相似的植物，送巴黎鉴定为 *Panax quin que folium* L.，即西洋参。

据清代宫廷医案记载，光绪二十一年（1895 年）前后，慈禧太后患有慢性腹泻，宫中的太医为其诊治时，需用人参补气健脾，由于人参药性温燥，故将处方中的人参改用西洋参。在 17 世纪 90 年代，康熙皇帝曾诏令禁止上长白山采伐草木，上山采挖人参的也少了，造成人参供应的紧张，于是从国外进口西洋参。西洋参贩运到中国可换得大量的黄金，因此，西洋参在北美一直有“绿色黄金”的美称。野生西洋参生于北美洲山野森林里，由采参客深入山林采掘所得。如今，野生西洋参资源稀少，已濒于绝种。成熟的野生西洋参均要生长10年以上，市场上20多年的较多，50年以上的已是稀品，而且采挖和出口需经美国濒危植物保护组织的鉴证特许，因此国内市场上正宗的北美进口野生西洋参比较少见。

西洋参不同于人参，除补气之外还可生津，是一种补而不燥的高级保健品，如今已被制成西洋参片投入市场，并得到消费者的广泛认可。西洋参除入药之外还可作为食材应用于食疗方中，如西洋参炖鸡，可将适量西洋参放于去内脏的老母鸡肚内炖食，除有补气这样的传统作用外还可增强免疫力。但需要注意的是，茶和咖啡对西洋参的效果是有一定影响的，因此，服食西洋参期间最好不饮茶和咖啡。另外，西洋参有补气之功，而白萝卜是泄气的，两种食物作用自相矛盾，中医称为“相克”，同时服用容易起过敏反应，甚至中毒。西洋参不利于湿证，服用时还要考虑季节性。春天和夏天气候偏干，比较适合服用西洋参，不宜服用人参或红参；而秋、冬季节更适宜服用人参。

8.1.3 气血双补之党参

党参是中医常用补气药，应用历史悠久，因其故乡在上党而得名。全国不少地方都种植党参，种类达数十种之多，但是，晋东南与忻州地区出产的党参最受欢迎，故成为山西著名地道药材。党参的用途很广，以根入药，性平味甘，具有补中益气的功能，适用于中气虚弱之脾虚泄泻、食少便溏、面黄浮肿等症。据记载，党参在唐、宋、元时期曾作为向皇宫上贡的物品。

党参常常生长在山地灌木丛中或树林边缘。很早以前，上党流传的一首民谣写道：“药老儿似神仙，荒山野岭遍地串。寻得药材钱几何，几何粉身命归仙。”这首民谣形象地描述了采药人为采集名贵党参所历经的艰辛。时至今日，党参作为山西的特产发展很快，已销往全国各地并远销至东南亚许多国家。

党参补气作用较为缓和，但其兼有补血作用，是一味既能补气又能补血的药物，在补气药中是独具特色的。也正因如此，党参成了厨房中最常见的食疗药材，食用方法也极多，可以炖鸡、熬粥、泡酒，除益气补血外，还可改善放射、化学治疗导致的白细胞降低的状况，对癌症患者有一定疗效。此外，爱美的女性可以用党参、玫瑰泡茶，以达到排毒养颜、行气活血、改善气色的功效，还可配以甜叶菊，味道香甜，口感极佳。

8.1.4 “宝宝补药”太子参

太子参，又名孩儿参、童参，目前已被卫生部确定列入“可用于保健食品的中药材名单”。“牛大场太子参”是全国闻名地道药材，以色泽晶黄、块根肥大、气味浓厚而享誉国内外。各主要中药材市场太子参价格以“柘荣太子参”价格为衡量标准，主导了国内药材市场太子参价格。

相传，太子参发现于朱元璋太子的墓地上，由李时珍命名，但当时因怕百姓都来太子墓地采挖，触犯王法，故没敢把“太子参”写进《本草纲目》，这也是李时珍的遗憾。关于太子参还有一个民间传说，春秋时期一国王有一个5岁的儿子，王子虽然年纪小，但天资聪慧，深得国王厚爱。但王子却体弱多病，久治不愈。有一天，一老者献药给国王，按照老者的医嘱，王子恢复了健康，国王见儿子痊愈甚是开心，便晋封儿子为太子。当国王寻找老者给予封赏时，老者已行踪难觅。国王问老者所用药物的名字时，大臣们也不知道，有大臣谏言说，药有参类之性，拯挽太子之身，就叫太子参吧。

无论因何得名，太子参对于婴幼儿的保健作用及其用药安全性从古至今都得到了广泛认可。太子参益气生津、补肺健脾，与人参功用相似，但以“清补”见长，其具有益气但不升提、生津而不助湿、扶正却不恋邪、补虚又不峻猛的特点。用于某些确需补益而又不宜使用人参的病证。特别是对小儿夜间惊哭、小儿夏季发热有较好效果。实验研究证实，太子参可以提高免疫功能，改善心功能。与人参、党参、西洋参相比，太子参滋补的药力要差一些，但它药性平稳，适合长期适量服用，因此深受人们的欢迎。太子参堪称难得的清补佳品，并且除入药之外食用方法也很多，可以炖汤、入粥中服食，省去了宝宝不爱吃药的烦恼，故特别适宜婴幼儿食用。

8.1.5 “补气诸药之最”黄芪

黄芪，又名黄耆、戴糁、百本、王孙、棉芪，为豆科草本植物蒙古黄芪、膜荚黄芪的根，多产于内蒙古、山西、甘肃、黑龙江等地，南方人常称其为“北芪”，为国家三级保护植物。黄芪已有2 000多年的用药历史，《神农本草经》将其列为上品，黄芪具有补气固表、补脾健胃、补肺益气、利尿托毒、排脓、敛疮生肌的功效，可用于治疗脾胃虚弱、内脏下垂、体虚易汗等病证。

黄芪有“补气诸药之最”“补药之长”“补气之要药”“疮家圣药”之美称，这些都与其卓越的补气功效密不可分。黄芪可补全身之气，能补在里之中气，能升下陷之脾气，能固在表之卫气，能行肌表之水气，能安躁动之胎气，这是对黄芪补中益气、升阳举陷、固表止汗、利水消肿、安胎止漏功能认识的升华。

此外，有研究表明，黄芪具有明显的降血糖效果，这与黄芪益气、补虚、生津的功效密切相关。黄芪还能增强人体免疫功能，增强病毒诱生干扰素的能力，易感冒者在感冒流行季节服用黄芪，不仅可使感冒次数明显减少，且可使感冒症状减轻、病程缩短。黄芪也是常用的保健药，“黄芪加红枣，永远不怕老”是对黄芪保健价值的肯定。此外，在很多美容秘方中都含有黄芪，这也显示了黄芪在日常生活应用中的前景。但需要注意的是，黄芪适合气虚脾湿的人，身体干瘦结实的人不宜服用；普通人春天也不宜服用黄芪；阴虚、湿热、热毒炽盛者用黄芪一般会出现毒副作用，应禁用。

8.1.6 “吉祥三宝”红景天

红景天是一种生长在高原上的植物，它特殊的生长环境，使得其叶、茎、根都具有很高的药用价值。在我国，红景天的主要产地在青藏高原地带，其应用历史悠久，但在20世纪90年代才得以广泛利用。2 000多年前，青藏高原的人就以它入药，以强身健体，抵抗不良环境的影响。民间常用来煎水或泡酒，以消除劳累或抵抗山区寒冷，同时还防病健体和滋补益寿。因其有扶正固体、补气养血、滋阴益肺的神奇功效，历代藏医将其视为“吉祥三宝”。

据记载，清康熙年间，我国西部的巢望阿拉布坦发动叛乱，企图分裂祖国。

为了平息叛乱，康熙御驾亲征。由于西部高原干旱，环境恶劣，加上官兵们长途跋涉，队伍劳顿，士气低落。在这样的情况下，部队战斗力大大减弱，屡屡战败。幸好有一位老药农，将草药红景天给士兵们泡酒服用。结果大家体力恢复，士气大振，一鼓作气打败了叛军。乾隆年间，红景天成为了皇家贡品。

红景天主要功效为益气活血，通脉平喘。现代药理学证明，红景天有滋补强身、抗疲劳、抗缺氧、增强记忆、调节神经系统的功能。现在，无论是在高原地区，还是在平原地区，红景天都被广泛应用来治疗缺氧性疾病，如慢性肺心病、支气管哮喘、慢性支气管炎、老年人记忆力下降等。

如今，红景天已被应用于军事医学及航天事业当中，日本等国还以红景天为主要原料，研制出了供宇航员、飞行员、运动员等高强度工作者服用的制品，充分体现了红景天抗衰老、抗缺氧、抗寒冷、抗疲劳、抗辐射的独特功效。

8.2 补阳药

凡能补助人体阳气，以治疗各种阳虚病证为主的药物，称为补阳药。此类药主要适用于肾阳不足、脾肾不足、肝肾不足、肾肺两虚而引起的各种症状。临床上，阳虚常与气虚同见，而气虚又常导致阳虚，所以补气和补阳，往往相须为用。

现代研究表明，补阳药能兴奋垂体—肾上腺皮质系统，兴奋生殖器官，增强性功能，促进生殖系统功能改变，如本节将介绍的壮阳圣品鹿茸和被称为“中药伟哥”的淫羊藿。补阳药并非只是男性应用的壮阳药，对于宫冷不孕、更年期综合征等肾阳不足所导致的女性病证，补阳药也是很好的选择。

8.2.1 “全身强壮剂”鹿茸

鹿茸为“东北三宝”之一。自秦汉开始，一直以奇特功效而闻名于世，直到清代，它仍是宫廷主要抗衰老药物之一。鹿茸是与人参齐名的中药，雅号“九女春”，是补肾壮阳的佳品。鹿茸为鹿科动物雄性梅花鹿或马鹿头上所生之尚未骨化的幼角，来自梅花鹿的习称花鹿茸，来自马鹿的习称马鹿茸。好的鹿茸会带茸毛、含血液。

鹿茸有壮肾阳、益精血、强筋骨、调冲任、托疮毒的功效，可用作滋补强壮剂，对虚弱、神经衰弱等有较好的疗效。鹿茸的保健作用非常高，是良好的全身强壮药。鹿茸含有比人参更丰富的氨基酸、卵磷脂、维生素和微量元素等。鹿茸性温而不燥，具有振奋和提高机体免疫力功能，对全身虚弱、久病之后患者，有较好的保健作用。现代药理研究表明，鹿茸可以提高机体的细胞免疫和体液免疫功能，促进淋巴细胞的转化，具有免疫促进剂的作用。它能增加机体对外界的防御能力，调节体内的免疫平衡而避免疾病发生和促进创伤愈合、病体康复，从而起到强壮身体、抵抗衰老的作用。

鹿茸常用来泡酒，鹿茸酒以鹿茸为主要配料，并参入其他营养成分泡制而成，具有壮阳、补气血的功效，可提高机体免疫力，改善睡眠和饮食。鹿茸适用于阳虚患者，阴虚阳盛者忌用，服用鹿茸应从小剂量开始，缓慢增加剂量，不宜大量骤用。

8.2.2 “因羊发现的草药”淫羊藿

淫羊藿与羊有不解之缘。据记载，南北朝时，著名医学家陶弘景在采药途中听到一位老羊倌与路人的谈话，老羊倌对路人说，有种生长在树林灌木丛中的怪草，公羊啃吃以后，阴茎极易勃起，与母羊交配次数也明显增多，而且阳具长时间坚挺不痿。说者无心，听者有意，陶弘景暗自思忖，这很可能就是一味还没被发掘的补肾良药。于是他虚心向羊倌实地请教，又经过反复验证，证实了这种怪草的补阳作用，后将此药载入他的中药专著，并取名“淫羊藿”。

淫羊藿有补肾阳、强筋骨、祛风湿的功效。传统医学对淫羊藿的药效研究主要集中在补肾阳、强筋骨、祛风湿、阳痿遗精、筋骨痿软等方面。现代药理实验研究表明，淫羊藿还有免疫调节、延缓衰老、预防骨质疏松等作用，对生殖系统、心血管系统等方面疾病也有一定的治疗作用。

淫羊藿是药食两用植物，2002 年，国家卫生部已将其列为可用于保健食品的中草药。民间常用淫羊藿制作保健酒和保健茶，这也有助于将淫羊藿这种极具保健价值的药食两用植物带入人们的日常生活，为我国淫羊藿资源的科学利用提供参考。

8.2.3 “不老药”锁阳

锁阳又名不老药、锈铁棒、地毛球、羊锁不拉、锁严子、乌兰－告亚（蒙名）、耶尔买他格（维名）、沙漠人参，为锁阳科植物锁阳的肉质茎，是一种寄生植物，寄生于白刺的根部，耐盐碱、干旱，能在风沙、严寒、酷暑的环境中生长，在中、藏、蒙药中是常用药，主产于甘肃河西走廊，内蒙古阿拉善盟、新疆阿勒泰，此外，宁夏、青海等地亦产。

关于锁阳，先秦就有文字记载，汉代开始入药，为历代名医名案所重视。之所以取名锁阳，是因为它具有“锁住阳气，长盛不衰”的功效。在锁阳产区有一首歌谣：“锁阳，锁阳，既是药，又是粮，有病用它治，饿时充饥肠。”锁阳的肉质茎里充满了淀粉和糖类物质，刮去皮，呈白色肉，吃起来味道像荸荠，可做糕点和用来酿酒。相传，薛仁贵在征西的途中，中了敌人埋伏，被困于甘肃的苦峪城，军中粮草很快就用完了，官兵只好到郊外寻找菜充饥，一个士兵偶然从沙土里挖到了一种类似胡萝卜的野菜，吃起来很甜，当地人说是“锁阳”。薛仁贵大喜，高兴地连声呼喊：“救命菜，救命菜！天赐神粮也！”他命令士兵多挖多采，用来煮粥吃，锁阳帮助大军渡过了难关。战争结束后，薛仁贵为了感谢锁阳的救命之恩，便把苦峪城改为“锁阳城”。

锁阳含花色苷、三萜皂苷，性甘温，有补肾助阳、润肠通便、补肾益精的功效，也是补气补血的佳品。可用于治疗肾虚滑精、腰膝酸软、遗尿尿频、劳伤消瘦、老年气虚、肠燥津枯、便秘等症。近年来的研究表明，锁阳在保护免疫系统、抗运动性疲劳、抗衰老、抗糖尿病等方面有较好的表现，另外锁阳还有防癌、抗癌、调节免疫功能等作用，对心血管疾病有明显疗效。含有锁阳有效成分的锁阳酒、锁阳咖啡等产品的研发和推广显示了锁阳良好的发展前景。但需要注意的是，阴虚火旺、脾虚泄泻、实热便秘及阳易举而精不固者禁服锁阳；且长期食用锁阳，亦可致便秘。

8.3 补血药

补血药，又称养血药，具有滋补生血的功能，主要用于治疗贫血，兼有养血调经、美容养颜的功效，广泛用于各种血虚证，可改善因血虚所引起的面色苍白或萎黄、唇爪苍白、眩晕耳鸣、心悸怔忡、失眠健忘，或月经延期、量少色淡，甚则闭经，舌淡脉细等症状。

8.3.1 “妇科之圣药”当归

当归是伞形科当归属多年生草本植物，在我国各地均有栽培，主要分布于甘肃、云南、四川、青海、陕西、湖南、湖北、贵州等地。当归的根可以入药，是最常用的中药之一。全当归根略呈圆柱形，根上端称“归头”，主根称“归身”或“寸身”，支根称“归尾”，全根称“全归”。当归身补血，当归尾破血，全当归既能补血，又可活血。其药用历史悠久，《神农本草经》将其列为中品，为医家常用，是“妇科之圣药”。

关于当归之名的来历，有很多说法，一是与功能有关，因为它“能使气血各有所归，当归之名必因此出也”；二是与“以药寄情”相关，“以药寄情”就是用中药表达人们不同的情感。如李时珍《本草纲目》中所说，“古人娶妻为嗣续也，当归调血，为女人要药，有思夫之意，故有当归之名”。关于当归这个名字还有另一个传说：一个新婚不久的青年被应征入伍，由于战争频繁，3 年没有与家中通音讯。年老多病的母亲思子心切，每日烧香祈祷：“老母多病残疾，沙场征子当归。”媳妇更是想念丈夫，夜不成眠，日不思餐，在病中呻吟道：“母残危，子当归；妻病危，夫当归!”多亏有老药工每天给她们婆媳送来一种芳香草药服用，才保全了她们的性命。在青年得胜还朝后，皇帝论功行赏，青年却不愿意受封。他恳求皇帝说：“老母多病残疾，爱妻空房情悲，今日边疆无危，战士理应当归。”皇帝只好批准青年回家孝敬母亲。他回到家婆媳都说：“多亏了老药工天天来送药，才把我们从阎王那拉回来。”他连声说：“感谢老药工，感谢乡亲们，但不知道老药工用的是何神药。”老药工说：“采药一生，此药无名。”他提议："母念子归，妻盼夫归，干脆就叫当归吧。"从此这味中药就有了"当归"的名字。

当归性温，味甘、辛，性温能温养，味甘能补益，味辛能通脉。中医认为，肝藏血，心主血脉，脾统血，是气血生化之源。所以，当归是中医治疗和血有关疾病的关键药物，也是最适合女性养生的药物之一。当归可养血调经、补血活血、润肠通便，用于血虚萎黄、眩晕心悸、月经不调、经闭痛经、虚寒腹痛、肠燥便秘、风湿痹痛、跌仆损伤、痈疽疮疡、血虚诸证。但使用当归养生应注意以下问题：当归可治疗月经量少、颜色暗、有结块及月经延后的月经不调或痛经。而对于月经量多、崩漏、月经出血不止或淋漓不净者，不适合用当归单味药治疗；湿阻中满及大便溏泄者慎服；热盛出血患者禁服；用药不当会加重出血、腹泻等症状；临床使用当归不可过量，服药后也应注意有无不良反应。

8.3.2 "四大怀药"之一熟地黄

熟地黄，简称熟地，是玄参科多年生草本植物地黄干燥块根的加工炮制品，属于补血药。地黄可分为鲜地黄和生地黄，而熟地黄、生地炭、熟地炭均为生地黄的炮制加工品。地黄是河南的地道药材，是"四大怀药"之一，最早记载于《神农本草经》，被列为上品。早在周代，"四大怀药"就被列为皇家贡品；唐宋时期，"四大怀药"经丝绸之路传入亚欧各国；明代，郑和下西洋更是将"四大怀药"带入东南亚、中东、非洲诸国；近代，"四大怀药"被海外人士誉为"华药"。关于"四大怀药"的来源有一个传说，上古的时代，炎帝神农氏身患重病，为医治，他广走民间。来至怀庆时，看到此地绿叶如盖、花团锦簇，感叹说："真乃神仙福地，药山矣！"于是便在这里辨五谷、尝百草，终于寻得了四样草根花蕊，服用之后不久病就好了。他就令山、地、牛、菊四官保护这四样花草，这些花草也因守护人而得名"山药、地黄、牛膝、菊花"，这是后人所传"四大怀药"的最早起源。时至今日，焦作境内老君洼一带，还保留有"山药沟""地黄坡""牛膝川""菊花坡"等古地名。

熟地黄的炮制过程很讲究，就是先要把生地黄放在锅里蒸，然后再拿到太阳下晒，蒸晒九次，而且在炮制的过程中不能使用铜铁等材质的器皿。生地黄是凉性的，九蒸九晒后可以把这种凉性去掉，就变成温性的补血药熟地黄了。熟地黄和生地黄在功能主治上有很大的区别，熟地黄具有滋阴补血、益精填髓的功效，可用于血虚萎黄、眩晕心悸、月经不调、肝肾阴亏、潮热盗汗、腰膝酸软、耳聋耳鸣、须发早白、便秘等症；而生地黄属于清热药，主要用于温热病之高热、热入营血、口干舌燥、夜热早凉等症。熟地黄是历代医家常用的药物之一，明代著名的医学家张景岳善用地黄，尤其是熟地黄，因此有个外号叫“张熟地”。补肾精的中药有很多，但熟地黄常常作为首选用药，如金匮肾气丸和六味地黄丸中都用到熟地黄，熟地黄在其中发挥了滋补肾阴的作用。另外，地黄作为食品，在民间有着悠久历史。早在1 000多年前，中原地黄产区就将地黄腌制成咸菜或泡酒、泡茶食用。至今还有人把地黄切丝凉拌、煮粥食用。但有脾胃虚弱、气滞痰多、腹满便溏等症状的患者不宜服用熟地黄。

8.3.3 “山中精灵”何首乌

鲁迅先生曾在《从百草园到三味书屋》中这样描写过何首乌：“何首乌藤和木莲藤缠络着，木莲有莲房一般的果实，何首乌有臃肿的根。有人说，何首乌根是有像人形的，吃了便可以成仙。”在中草药家族中，除人参之外，要说像人形的药物应当首推何首乌，因此也就有了“何首乌精”之类的说法。神话中“人参精”的造型是一个白白胖胖的娃娃，而何首乌则是一男一女成对出现的，人们将其视为夫妻。

何首乌为蓼科植物何首乌的干燥块根，主要分布于河南、山东及河北、山西、陕西、甘肃、台湾、四川、贵州、云南等地。植物何首乌的藤茎叫“夜交藤”，也能入药。何首乌原名叫“交藤”，至于为什么叫何首乌，有许多传说故事。传说有一位姓何的老人，在吃了“交藤”的块根和茎以后，头发变黑了，所以人们就把交藤称为“何首乌”了，“何首乌”表达了这种药材可以让何老汉的头发变黑的意思。

何首乌始载于《开宝本草》，分为生首乌和制首乌两种，作为补血药应用的是制首乌，制首乌有补益肝肾、补益精血、壮筋骨、乌须发的功效，适用于精血亏虚、头昏、少白头、腰膝酸软及遗精等，一般医院药房提供的也是制首乌。近代药理学研究显示，除传统功效外，何首乌还有抗衰老、增强机体免疫力、抗菌及保护心血管的作用。

何首乌可入药膳，将制首乌、三七放入砂锅内，加清水适量煎取浓汁，去渣后用煎液与粳米、小米、黑米、大枣一起煮粥食用，可起到软化血管的作用。此外，还有用制首乌发酵酿制而成的何首乌酒，既有酒的醇香口感，又可滋补，实用价值很高。但需要注意的是，近年国内外关于服用何首乌引起不良反应的报道逐渐增多，制首乌虽是补益的良药，但并不适合所有的人，加之炮制不当、使用不当都会引起不良反应的发生。另外，何首乌忌猪、羊肉，不宜与萝卜、葱、蒜一起食用，忌与天雄、乌头、附子、仙茅、姜、肉桂等燥热药同用，忌在铁器中煮食，大便溏泄及湿痰较重的患者也不宜服用。

8.4 补阴药

补阴药以滋养阴液、纠正阴虚的病理偏向为主要功能，具有补肺阴、补脾胃阴、补肝阴、补肾阴、补心阴等功效，并多兼润燥和清热之效，是补益药中很重要的一部分。

8.4.1 “润肺上品”百合

百合分为药用百合和食用百合，药用百合为百合科植物卷丹、百合或细叶百合的干燥肉质鳞叶。产于安徽宣城一带的百合称宣百合，又名南百合、百花百合，其品质最优，为宣城的地道药材。食用百合为百合科植物大百合，食用百合（习称大百合）不宜作药用百合使用。选购百合一般以花瓣匀、肉质厚、色黄白者为佳。百合宜放于阴凉干燥处密闭保存。

《神农本草经》将百合列为中品，其性甘、微寒，味甘微苦，归肺、心经，可养阴润肺止咳、清心安神，主要用于治疗阴虚久咳、肺热咳嗽、劳嗽咯血、虚烦惊悸、失眠多梦、精神恍惚等症。被古人称为“渗利和中之美药”，清心宜生用，润肺宜蜜炙用。现代临床中常用百合止咳、平喘、化痰，在精神分裂症及更年期综合征中也有应用。此外，现代研究发现，百合还有抗癌、调节免疫、降血糖、抗过敏、保肝护肝的功效，在临床应用广泛。

百合的名字有“百事皆合”的吉祥含义，既可当药用，又能做佳肴，还能供观赏，千百年来一直受到人们的喜爱，被视为纯洁、高尚、健康和幸福的象征，是大家眼中的吉祥物。百合在西方被认为是圣洁的象征，尼加拉瓜、智利、梵蒂冈等国将百合作为国花，象征着吉祥、纯洁和庄严。百合也是中国传统的名贵花卉，在南北朝时期即成为宫苑名花。李时珍说：“百合之根以众瓣合成也，或曰专治百合病，故名。”这也是“百合”之名的由来。

关于百合之名的由来有很多传说，其中一个传说讲的是，很久以前，海盗把渔村里的妇女、儿童、粮食、财物劫到大海中的一个孤岛上，海盗再次出海后就再也没有回来，当孤岛上的粮食吃光后，面对着一望无际的大海，大家快要绝望了，而这时，有个妇女挖来一些圆圆的、像大蒜头样子的野菜根，便把它煮熟当粮食吃，吃起来还有一些甜味。她们就一直以这种野菜根充饥，后来她们发现这种东西不但能充饥，就连原先几个身体瘦弱甚至咯血的村民也慢慢恢复了健康。到了第二年，一条采药船来到这个孤岛，采药人把这些妇女、儿童接回陆地，并且带回了许多这种让她们得以生存下来的“大蒜头”。采药人凭借他们的经验断定这是一种药材，后来经过试验，发现这种植物有润肺、止咳、清心安神的作用。因为被劫持的人数正好100人，于是采药人就把这种药叫作“百合”。

8.4.2 “救命仙草”石斛

人类对包治百病“仙草”的期盼，也是对健康的渴望和对生命的珍视。在我们身边就有这样一种“仙草”，虽然不能使人长生不老，但却能祛病强身，延年益寿。在唐代的《道藏》中，将“铁皮石斛、天山雪莲、三两人参、百二十年首乌、花甲之茯苓、深山灵芝、苁蓉、海底珍珠、冬虫夏草”并称为“中华九大仙草”，位居首位的就是铁皮石斛。中药石斛始载于《神农本草经》，列为上品，历代本草均有记载，石斛附石而生，花大唇瓣矩圆形，颈部有短爪，形似斛状，故名石斛。

石斛按形态、产地等可分为铁皮石斛、金钗石斛、霍山石斛、黄草石斛、环草石斛、马鞭石斛等数十个品种，其中以铁皮石斛最为珍贵，其因表皮呈铁绿色而得名。铁皮石斛为我国传统滋阴名贵中药，又称黑节草，以其茎入药，具有独特的药用价值，其保健价值也为人们所共识。自唐宋以来，铁皮石斛一直被列为皇室贡品。石斛被称为“药界大熊猫”“救命仙草”。浙江临安的天目山铁皮石斛是目前由国家质检总局批准的唯一实施地理标志保护的产品。野生石斛是国家重点二级保护的珍稀濒危植物，禁止采集和销售。

石斛主要分布于亚洲热带和亚热带地区，澳大利亚和我国西南、华南、台湾等地均有生产。其药用部分是新鲜或干燥茎，具有益胃生津、滋阴清热的功效，可用于治疗热病伤津、口干烦渴、病后虚热、阴伤目暗、食少干呕、目暗不明。石斛的茎能够清热生津、消炎止痛、清润喉咙，对治疗嗓音嘶哑有很好的疗效。现代药理学证明石斛还有增强机体免疫力、抗衰老、抗肿瘤及降血糖作用。石斛自古便被视为滋阴圣品，以保健茶形式服用，《本草纲目拾遗》中有将鲜石斛切片，用沸水冲泡代茶饮，可治暑热口渴的记载。但热病早期阴未伤者、湿温病未化燥者、脾胃虚寒者、胃酸分泌过少者，均禁服石斛。

中医在用铁皮石斛时，常以其鲜品入药，因为铁皮石斛的主要有效成分是石斛多糖及一些生物活性物质，烘干时有效成分会有所损失，所以新鲜的铁皮石斛会更具效果，故有“非鲜石斛不用”的美名。

8.4.3 “记载历史的药材”龟甲

自古以来，龟是人们心中的圣物。在我国古代传说的“四灵”中，龙、凤、麒麟都是想象中的神兽，唯独龟是实实在在的动物。传说，女娲补天时，“断龟四足以立四极”，可见神龟在古代人民心中的地位。乌龟在古代为人类做出了杰出的贡献，如最初的文字都记录在龟甲上，所以中国最早的文字也叫甲骨文。另外，古人的占卜、历法均在龟甲上完成。占卜时，用火灼烤龟甲时会发出噼啪之声，这种声音往往被理解为神在传达旨意，在漫长的中国历史文化中，龟有着特殊的意义和地位。

龟甲别名龟板，可入药的为乌龟的干燥背甲及腹甲，是一味常用的滋阴药材。乌龟是一种常见珍贵的药用动物，也是著名的滋补品，除其干燥背甲及腹甲供药用外，其龟板胶、龟血、龟肉、龟胆汁等亦可入药。龟甲始载于《神农本草经》，被列为上品。乌龟主产于浙江、湖北、湖南、安徽、江苏等省，全年均可捕捉，杀死或烫死后剥取甲壳，除去残肉，晒干，砂炒、醋淬用，亦可用鲜品。但经砂炒、醋淬后，其有效成分更容易煎出，并可除去腥气，便于制剂。龟甲具有滋阴潜阳、益肾健骨的功效，可用于阴虚潮热、骨蒸盗汗、头晕目眩、血虚萎黄、筋骨痿软，心虚健忘等症。龟甲可与人参、枸杞等药物一起泡酒，有良好的保健疗效，长期服用可起到补虚扶正、增强人体免疫力和延年益寿的作用。另外，龟板胶为龟甲经水煎煮、浓缩制成的固体胶，可烊化兑服，或用黄酒化服，具有滋阴、养血、止血的功效。现代研究表明，该品含动物胶、脂肪、角蛋白、骨胶原、18 种氨基酸及钙、锌、铜等多种元素，具有解热、补血、镇静作用，还有一定提升白细胞数量的作用。但脾胃虚寒、内有寒湿的患者或孕妇禁用与龟有关的药材和食物。

8.5　什么是“药食同源”

《黄帝内经太素》中写道，“空腹食之为食物，患者食之为药物”，反映出“药食同源”的思想。“药食同源”是指许多食物也是药物，药物也是食物，它们之间并没有绝对的分界线。食物和药物一样具有“四气”和“五味”，在一定条件下同样能够防治疾病。在古代原始社会中，人们在寻找食物的过程中发现了各种食物和药物的性味和功效，认识到许多食物可以药用，许多药物也可以食用，两者之间很难严格区分。比如橘子、粳米、赤小豆、龙眼肉、山楂、乌梅、核桃、杏仁、饴糖、花椒、小茴香、桂皮、砂仁、南瓜子、蜂蜜等，它们既属于中药，可以治疗疾病，又是大家经常吃的富有营养的可口食品。

随着人们生活水平的提高，“药食同源”物品也引起人们的关注。国家对“药食同源”物品产业也越来越重视，曾 4 次修订药食同源物品的名单。1982 年于《中华人民共和国食品卫生法（试行）》规定 61 种中药材是“药食同源”物品，1991 年和 1998 年又分别增加了 8 种和 7 种，2002 年卫生部公布的《关于进一步规范保健食品原料管理的通知》中，把“药食同源”物品名单增加到了 87 种。2008 年后，卫生部分 6 批次共提出 34 种新资源食品，其中添加了 5 种药食同源物品。卫生部公布的《关于进一步规范保健食品原料管理的通知》中涉及的“药食同源”物品包括：丁香、八角茴香、刀豆、小茴香、小蓟、山药、山楂、马齿苋、乌梢蛇、乌梅、木瓜、火麻仁、代代花、玉竹、甘草、白芷、白果、白扁豆、白扁豆花、龙眼肉（桂圆）、决明子、百合、肉豆蔻、肉桂、余甘子、佛手、杏仁（甜、苦）、沙棘、牡蛎、芡实、花椒、赤小豆、阿胶、鸡内金、麦芽、昆布、枣（大枣、酸枣、黑枣）、罗汉果、郁李仁、金银花、青果、鱼腥草、姜（生姜、干姜）、枳椇子、枸杞子、栀子、砂仁、胖大海、茯苓、香橼、香薷、桃仁、桑叶、桑葚、橘红、桔梗、益智仁、荷叶、莱菔子、莲子、高良姜、淡竹叶、淡豆豉、菊花、菊苣、黄芥子、黄精、紫苏、紫苏子、葛根、黑芝麻、黑胡椒、槐米、槐花、蒲公英、蜂蜜、榧子、酸枣仁、鲜白茅根、鲜芦根、蝮蛇、橘皮、薄荷、薏苡仁、薤白、覆盆子、藿香。随着国家对“药食同源”物品产业的重视，“药食同源”物品在生活中的应用将更加广泛，也更加合理。

8.6 防治感冒的“药食同源”物品

现在天冷了有暖气，天热了有空调，也许正是这种较为优越的生活条件让人们更容易在忽冷忽热的环境中患上感冒。为了尽快让自己脱离感冒的烦恼，很多人选择到医院输液打针，更有甚者稍微觉得有些不舒服就到医院输液。其实这是一个误区，病毒或者细菌都可以引起感冒。病毒引起的感冒属于病毒性感冒，细菌引起的感冒属于细菌性感冒。抗生素只对细菌性感冒有用，然而很多感冒都属于病毒性感冒。严格意义上讲，目前对病毒性感冒并没有什么疗效确切的药物，只能是对症治疗，而不需要使用抗生素。大家可能都有过这种经历，感冒以后习惯性在药店买一些感冒药，同时加一点抗生素来使用。实际上抗生素在这个时候是没有用处的，既是浪费也是滥用。在对自己身体状况有一定了解的情况下，我们应该有这样的意识：能食疗的绝不吃药，能吃药的绝不打针，能打针的绝不输液。通常疾病的发展都有一个过程，一般感冒痊愈的周期需要 3 ~4 天，合理的饮食、较好的休息及充足的睡眠也许就能让你好起来。在感冒前期，用正确的食疗进行干预，将有助于控制病情的发生和发展。但是如果出现咳嗽、胸痛、低热、高烧等严重症状时，还是要到医院去看医生的。为了更好地应用“药食同源”物品达到防治感冒的目的，我们先来了解中医对感冒的认识。

中医理论认为，感冒有风寒感冒、风热感冒、暑湿感冒、体虚感冒等，下面分别介绍这几种类型的感冒及其发生时的主要症状。

风寒感冒：常常因吹风受凉或夏天忽感空调冷气、冬天不注意保暖感受风寒而引起的感冒，一般情况下，秋冬季节较多发生。症状主要表现为恶寒重，发热轻或不发热，也就是说怕冷，但是体温并没有太高或没有明显变化，另外会伴有头痛、浑身酸痛、鼻塞、流清涕、喉痒、咳嗽等症状中的一种或几种。

风热感冒：多见于夏秋季节，由外感风热所致。与风寒感冒不同的是，其发热重，恶寒轻，也就是并不是很怕冷，但体温会有明显的升高，另外会伴有头痛头胀，咽喉红、痛或者胀痛，或口干欲饮，咳嗽，咳痰黄稠等热证的表现。

暑湿感冒：夏季闷热，湿度比较大，暑湿感冒由贪凉饮冷饮、吹空调等原因引起，是夏天特有的感冒，也就是老百姓俗称的热伤风。病症主要在肌表和中焦脾胃，症状主要表现为发热不畅、头身困重、胸腕痞闷、脾胃不和、消化功能障碍，或可见咳嗽痰黏、鼻流浊涕等症状。

体虚感冒：症状为身体素虚，抵抗力低，常缠绵日久不愈，或者反复感冒。体虚感冒一般又分为气虚型感冒和阴虚型感冒（含气阴两虚感冒）。气虚型感冒既有发热、恶风寒、无汗或有汗、头昏或头痛、肢体酸软或疼痛、鼻塞或流涕等风寒感冒的症状，又有疲倦乏力、少气懒言等脾肺气虚的表现。阴虚感冒患者既有发热、微恶风寒、有汗、头昏等风热感冒的症状，又有口干咽痛、久咳少痰等肺胃阴虚的表现。与治疗风寒、风热、暑湿感冒不同的是，治疗体虚感冒必须加上补气或滋阴的药物，以扶持正气。

只有正确辨别自己的感冒属于哪类，才能选择合适的“药食同源”物品和合适的食疗方，对症下药，达到防治感冒的目的。

8.6.1 “温中散寒良品”生姜

生姜辛温发散，具有散寒解表和降逆止呕的功效，可以预防和治疗风寒感冒，缓解胃寒引起的胃部冷痛、食欲减退、呕吐等症状。生姜是日常生活离不开的调味品，也是人们喜爱的一种食品，可以制成姜粥、姜茶、姜酒、姜汤、姜糖等。

俗话说“冬吃萝卜夏吃姜，不需医生开处方”。这条谚语常使人心生疑问：生姜属热性食物，萝卜属寒性食物，这是人所共知的常识。让人们在炎热的夏季吃姜，岂不是火上浇油吗？寒冷的冬季吃萝卜，岂不是雪上加霜吗？其实，这是与中医医理极为相符的养生经验。以五月为代表的夏季，阳气蒸蒸，向上向外散发，故天气十分炎热。但与此同时，在里的阳气反而虚少，因而容易生冷生寒。相应于人就是“阳气在表，胃中虚冷”，心烦口渴，却容易腹泻。冬天的情况正好相反，阳气向里向内，处于收藏状态，在外的阳气虚少，在里的阳气积多，因而表现为天寒地热，对应于人，则为“阳气在里，胃中烦热”。简单的理解是，夏季阳气在表，胃中虚冷，吃生姜可以温胃健脾；冬季阳气在里，胃中烦热，吃萝卜可以清解积热。另一方面，由于夏季炎热，吃过多的生冷寒凉的食物、吹空调过冷过久，都容易损伤脾胃阳气，表现为恶风怕冷、疲乏无力、腹疼腹泻、食欲不振、口中黏腻等症状，这时喝一点生姜汤，可起到散寒祛暑、开胃止泻的作用。冬季人们为抵御严寒，常常吃一些大鱼大肉，而活动相对较少，这样也容易损伤脾胃，导致体内易生湿热和痰湿。此时吃些萝卜，可以起到清热化痰、消积除胀的功效。总之，“冬吃萝卜夏吃姜”是简便有效的养生保健诀窍。

【食疗方】

1）生姜茶：红茶 3 克，生姜 10 克，红糖适量。将生姜洗净，去皮，切成薄片，与茶叶同放砂锅内，加水适量，煎煮取汁。温服，服后盖被，卧床休息。每日 1 ~2 剂，每剂分 1 ~2 次服用。本品具有发汗解表的功效。适用于风寒感冒初起，咳嗽咽痒、鼻塞流涕等。

2）姜糖饮：生姜 10 克，红糖 15 克。将生姜洗净，切丝，用开水闷泡 5 分钟，文火熬 2 ~3 分钟，加红糖调溶，趁热顿饮，服后盖被出微汗。适用于外感风寒初起，发热恶寒、头痛身痛等症。

3）姜茶：红茶 1 ~3 克，鲜生姜 3 片。将上 2 味以沸水冲泡，加盖闷泡 3 ~5 分钟即可。也可用鲜姜 15 克取汁调茶服。代茶温饮，每日服用 1 ~2 剂。本品具有温中和胃、降逆止呕的功效，适用于过食生冷所致的呕吐、恶心等症状。如果胃痛并伴有胃脘灼热、泛酸嘈杂、口干口苦、舌红苔黄等实热症状，则不宜服用。

8.6.2　“止痛又美容”之白芷

白芷为伞形科植物白芷或杭白芷的干燥根。主产于河南、河北、四川、浙江、福建等省。味辛，性温，归胃、大肠、肺经。煎服，3～9 克，外用适量。本品有解表散寒、祛风止痛、通鼻窍、燥湿止带、消肿排脓之功效，可用于治疗外感风寒、头身疼痛、鼻塞流涕、带下，疮疡肿痛等症。白芷善于治疗由风寒感冒引起的头痛，对眉棱骨疼痛及牙龈肿痛有很好的疗效。现代药理研究表明，白芷具有解热、镇痛、抗炎等作用，还能改善局部血液循环，消除色素在组织中过度堆积，促进皮肤细胞新陈代谢，从而达到美容的作用。早在《本草纲目》中就有记载，白芷“长肌肤，润泽颜色，可作面脂”，是历代医家喜用的美容药。

相传，苏轼在杭州任刺史时，经常与三台山寺庙中的一位老和尚一起探讨诗歌。有一天，两人一直谈到了深夜。当时已是初秋天气，夜晚天气就显得有些冷了，苏东坡从山上寺庙回家途中受了风寒，第二天就觉得头痛、鼻塞，浑身难受。老和尚听说后，就托人带给苏东坡一包药材，说是煎汤后服用，效果非常好。苏东坡按照老和尚的话服了药，服药后头痛、鼻塞等不适的症状就消失了。痊愈后专门上山去感谢老和尚，并打听他所服用的是什么药，原来就是白芷。

白芷是美容古方中应用最多的药，历代供皇帝、妃嫔及达官贵人使用的美容药物中，一般都少不了白芷。白芷的美容功效也是最为人称道的。方中常用白芷治疗粉刺、酒糟鼻、雀斑及面部黄褐斑等，如《御药院方》中的“御前洗面药”“皇后洗面药”及《备急千金要方》中的“千金洗面药”，都是以白芷作为润色泽药物使用的。“玉容散”乃慈禧的美容秘方，相传，慈禧到老年时肌肤仍然如少女一般红润光泽，但慈禧年轻时的肤质并不是很好，之所以有这样的改善，全靠御医们常年为她调理，白芷就是常用的一味中药。

【食疗方】

1）白芷粥：白芷 10 克，大米 100 克。将白芷洗净放入锅中，加清水适量，浸泡 5～10 分钟后，加大米煮为稀粥，每日 1～2 次，连续 2～3 天，可防治外感风寒所致的鼻塞、头痛、眉棱骨痛等症状。

2）白芷川芎鸡蛋汤：白芷 15 克，川芎 12 克，鸡蛋 2 个。将白芷、川芎洗净，切碎备用，首先将鸡蛋煮熟、剥去蛋壳，并在鸡蛋上用针刺一些孔，之后将鸡蛋与切碎的白芷、川芎一起放入炖盅内，加开水适量，炖盅加盖，放置锅内用小火隔水炖 1 个小时，炖好后，去渣调味，便可以食用了。该方有发散风寒、健胃止痛的功效，可用于风寒感冒引起的头痛、鼻塞等症状。

3）控油祛痘面膜：绿豆粉 2 茶匙、白芷粉 1 茶匙、蜂蜜（牛奶）适量。将绿豆粉与白芷粉混合，加入适量牛奶或蜂蜜，用纯净水拌匀后，敷于面上，约 5 分钟后，用清水洗净。每周可做 2 ~ 3 次。此面膜对油脂分泌过多或暗疮肌肤有改善作用。

8.6.3 “夏季中暑良药”香薷

香薷为唇形科植物石香薷的干燥地上部分。主产于广西、湖南、湖北、江西等地。味辛，性微温，归肺、胃经。常用量 3 ~ 9 克。用于解除表证时，用量不宜过多，不宜久煎；用于利水消肿时，量可以稍大，且需久煎。《本草纲目》记载：“世医治暑病，以香薷饮为首药，然暑有乘凉饮冷，致阳气为阴邪所遏，遂病头痛发热恶寒，烦躁口渴，或吐或泻，或霍乱者，宜用此药，以发越阳气，散水和脾。若饮食不节，劳役作丧之人伤暑，大热大渴，汗泄如雨，烦躁喘促，或泻或吐者，乃劳倦内伤之证，必用东垣清暑益气汤、人参白虎汤之类，以泻火益元府也。若用香薷之药，是重虚其表而又济之以热矣。盖香薷乃夏月解表之药，如冬月之用麻黄，气虚者尤不可多服，而今人不知暑伤元气，不拘有病无病，概用代茶，谓能避暑，真痴人说梦也。且其性温，不可热饮，反致吐逆，饮者惟宜冷服，则无拒格之患。其治水之功，果有奇效。”对这段话可以简单地理解为，香薷具有发汗解表、化湿和中的功效，是暑湿感冒常用药、夏季中暑的良药，但多用于夏季因乘凉受风寒感冒，或饮食生冷伤及脾胃的病证，且患者兼有脾胃虚弱，伴有恶寒、发热、头痛身重、无汗、腹胀不消化、恶心呕吐、腹泻等症状，对于饮食不节、劳累过度所导致的夏季中暑伴有大汗出的症状并不适用。

《红楼梦》第 29 回中，有黛玉中暑后服用香薷饮的故事情节。那个时候既无空调，又无电扇，遇到暑热难耐的日子，即使是在官宦之家，也闷热难当。林黛玉体质虚弱，弱不禁风，又患有慢性病，对外界恶劣的气候耐受力很差。加上清虚观的张道士给宝玉送了一个“赤金点翠的麒麟”，更让黛玉多了块心病。薛宝钗有一个金锁，史湘云有一个金麒麟，这次张道士又给宝玉提亲，在婚姻方面，黛玉又多了一个竞争对手史湘云。她对爱情视之为生命。宝玉到底对她怎么样？她屡次对宝玉进行试探。这种慢性的精神折磨，使黛玉的身体每况愈下，抵抗力越来越差，在天气炎热，机体散热受到阻挠的情况下，体质虚弱、背负巨大精神压力的黛玉就中暑了。于是黛玉回家休养，并且吃了“香薷饮”来调养。

香薷饮出自《太平惠民和剂局方》，由香薷、炒扁豆、姜厚朴3味中药组成，是由香薷散演变而来，药味相同，制成散剂叫香薷散，熬成煎剂就是香薷饮。香薷饮有祛暑解表、和中化湿的功能。暑夏季节，因贪食生冷、偏爱乘凉，易导致外感于寒、内伤于湿，或受暑热侵袭，常会出现头重头痛、身热畏寒、食欲不振，或者腹痛吐泻、四肢困乏、精神倦怠等症状。此时用香薷饮治疗，常能取得良好的效果。前人称“夏月之用香薷，犹冬月之用麻黄”。

【食疗方】

1）香薷饮：香薷10克，白扁豆、厚朴各5克，水煎服，每日1剂。可解表散寒、化湿和中，适用于外感于寒、内伤于湿所致的暑湿感冒，对恶寒发热、头重头痛、无汗胸闷，或四肢倦怠、腹痛吐泻等症状有较好的缓解和治疗作用。

2）香薷薄荷茶：香薷、薄荷、淡竹叶各5克，车前草10克，水煎代茶饮，有清热除烦、利尿清心的功效，可缓解心烦尿赤、口干口苦等症状。

3）香薷粥：香薷10克，大米100克，白糖适量。将香薷择净，放入锅中，加清水适量，水煎取汁，加大米煮粥，待熟时调入白糖，再煮一二沸即成，每日1~2剂，连续3~5天。适用于夏季外感于寒、内伤暑湿所致的暑湿表证，可帮助改善水肿、小便不利等症状。

8.7 补益身体的“药食同源”物品

日常生活中，也许很多人曾出现过食欲降低、精力不足、容易疲劳、失眠多梦的不良状态，这是机体对你的健康发出的预警信号，也是机体免疫力下降的征兆。这时候就该思考一下导致这种身体状况的原因了。是因为身体劳累过度？是心理负担过重？还是情绪不佳？我们应该针对不同的原因，制订恢复机体活力的方案。如果太累了，就要休息，如果心情不好，就要找人聊聊天，多做些户外运动，通过适当运动、调节心情等措施来缓解身体出现的不适。合理的膳食营养对提高免疫力有很大的帮助。“药食同源”物品中也包括了很多中药学概念上的补益药，比如，山药、白扁豆、大枣、蜂蜜、益智仁、百合、黄精、枸杞子、桑葚、黑芝麻、龙眼肉、阿胶等。

8.7.1 “廉价脾胃滋补品”山药

山药为薯蓣科多年蔓生草本植物薯蓣的根茎。主产于河南、湖南、江南等地，其中河南焦作一带（古称怀庆）所产的山药品质最优，是河南的地道药材，又称为怀山药，是四大怀药之一。山药味甘，性平，归肺、脾、肾经，有健脾养胃、生精益肺、补肾固精之功效，可用于治疗脾虚泄泻、久痢、肺虚咳嗽、消渴、遗精、带下、小便频数等病症。现代药理研究表明，怀山药具有营养滋补、增强机体免疫力、镇咳祛痰、平喘、改善冠状动脉血流等作用，可用于治疗慢性气管炎、冠心病、心绞痛等。

春季天气较干燥，易伤肺津，出现口干、咽干、唇焦、干咳等症状，此时进补山药最为适合。山药具有补气润肺的功用，为滋阴养肺之上品。既可切片煎汁当茶饮，又可切细煮粥喝，可作为虚劳性咳嗽及肺痨发热患者的日常膳食。选择山药时应以质地坚实、粉性足、表面光滑、断面白色或黄白色为佳。

服用山药补气时，忌食萝卜，也不能与甘遂及碱性药物同服。凡有肿胀、气滞等症状的患者也不宜食用。因山药含淀粉量较高，糖尿病患者食用时应计算其热能，可适量食用。另外，应避免与碱性的食物一同煎煮，煎煮时间也不宜过久。在削山药皮后，手会发痒、发红，这时可把手擦干，用苹果皮或梨皮内层擦发痒的手，这样就可以缓解痒的症状了。

【食疗方】

1）山药粥：干山药 50～60 克，或鲜山药 100～200 克，粳米 150 克。将山药洗净，切片，与粳米同煮成粥，可长期服用。本粥具有补脾胃、滋肺肾的功效，可用于改善脾胃虚弱、食少体倦等症状，可作为老年糖尿病、慢性肾炎等属于脾胃气虚证患者的辅助饮食。

2）山药、白术各300克，人参8克，焙干研粉。每次服6克，每日2~3次。此方可用于改善脾胃虚弱、不思饮食等症状。

3）山药、党参各12克，白术、茯苓各9克，神曲6克，水煎服，每日1剂。此方可用于改善因脾气虚所引起的泄泻。

8.7.2 一日三枣，长生不老——大枣

大枣为鼠李科植物枣的成熟果实。主产于河南、河北、山东等地。味甘，性温，归脾胃、心经。洗净可直接食用，一天可食用3~12颗。大枣有补中益气，养血安神之功效，可用于脾虚食少消瘦、乏力便溏、脏躁失眠等症。

大枣在中国已有数千年的种植历史，自古以来就是“五果”（板栗、桃、杏、李和枣）之一。大枣是我们生活中常常见到和吃到的食物，富含蛋白质、脂肪、糖类、胡萝卜素、B族维生素、维生素C、维生素P及钙、磷、铁和环磷酸腺苷等营养成分，其中维生素C的含量在果品中名列前茅，因此，大枣有维生素之王的美称。选择大枣时以色红、肉厚、饱满、核小、味甜者为佳。

虽然服用大枣好处很多，但并不是每个人都适合吃大枣的，例如，有肠道寄生虫、腹痛、牙齿疾病者不宜食用大枣，食积、痰热咳嗽患者也不宜食用。虽然常说“一日三枣，长生不老”，但是大枣也不能过量食用，否则容易出现腹部胀满的症状。在月经期间出现眼肿或脚肿症状的人也不适合吃大枣。另外，大枣不宜与海蟹同吃。

【食疗方】

1）红枣鸡蛋汤：鸡蛋2个，红枣60克，红糖适量。将红枣泡软，去核，加水500毫升煮沸30分钟，再将鸡蛋轻轻打入汤中，勿搅拌，煮熟后加入红糖即成。经常食用，可改善体质虚弱、早衰、面色萎黄等症状，但不适用于有脾胃湿热、痰热咳嗽、肥胖、糖尿病等患者。

2）大枣粥：红枣10~20枚，大米100克。煮粥，可根据喜好加冰糖调味，

长期食用可健脾胃、补气血，可用于病后或年老体弱、体虚、胃弱食少、营养不良、气血不足等症的膳食调理。

3）杞子红枣煲鸡蛋：枸杞子 20 克，红枣 10 枚，鸡蛋 2 个，放在一起煮，鸡蛋熟后去壳再煮 10 分钟，即可食用，每日或隔日 1 次，具有补虚劳、益气血、健脾胃的功效，可用于体质虚弱、气血不足、头晕眼花、健忘失眠、视力减退等症的膳食调理。

8.7.3 “平补肾精肝血”之枸杞子

枸杞子为茄科植物宁夏枸杞的干燥成熟果实。主产于宁夏、甘肃、新疆等地。味甘，性平，归肝、肾经。有滋补肾阳，益精明目之功效。可用于虚劳精亏、腰膝酸痛、眩晕耳鸣、内热消渴、血虚萎黄、目昏不明等症状。《本草纲目》记载，久服枸杞子可坚筋骨，轻身不老，耐寒暑。现代研究表明，枸杞子可增强免疫力，有保肝、抗疲劳、抗衰老等作用。枸杞子含有大量胡萝卜素、维生素、人体必需的蛋白质、粗脂肪和磷、铁等营养物质，其中，维生素 C 的含量比橙子高，β－胡萝卜素含量比胡萝卜高，所以，枸杞子对美容保健、抗衰老也有较好的功效。

相传，盛唐时期的某一天，丝绸之路上来了一群西域商人。傍晚他们去客栈投宿，遇见一个“年轻女子”正在斥责一个白发苍苍的“老汉”，商人们很是生气，便上前责问那个“年轻女子”：“你怎么这般无礼，竟然打骂老人？”谁知那个“年轻女子”说：“我教训自己的孙子，跟你有什么关系？”商人们听后大吃一惊。原来，那个“年轻女子”已经有 200 多岁了，而那个“老汉”才 90 来岁。“老汉”因为不肯遵守族人服用草药的规定，没有坚持服用一种叫枸杞子的草药，弄得未老先衰，两眼昏花，头发也白了，牙齿也掉光了，刚 90 多岁就老得不成样子了。商人们听后更是惊讶了，赶忙向“年轻女子”讨要枸杞子。后来枸杞子传入西域，被那里的人们称为“东方神草”。

【食疗方】

1）枸杞榛子仁：榛子仁 50 克，枸杞子 50 克，一起煎水服用，可改善肝血不足导致的两眼昏花的症状。

2）枸杞炖牛鞭：枸杞子40克，牛鞭1具。隔水炖熟，炖时加几片生姜，可去异味，食肉喝汤。适量服用有补肾壮阳的功效，可用于肾虚腰膝酸软、遗精、阳痿、夜尿多等症的食疗，也可作为老年人调理补养之用。

3）枸杞叶500克，羊肾1对，葱白14根，切细加米煮粥，调味空腹吃，有助于改善肾亏腰腿疼痛的症状。

4）枸杞子、黄芪、生地黄各15克，麦冬、山药、玉竹各9克，水煎服，可用于糖尿病患者的膳食调理。

8.7.4 甜甜蜜蜜调补脾胃——蜂蜜

蜂蜜为蜂蜜科昆虫中华蜂蜜或意大利蜂蜜在蜂巢中酝酿成的糖类物质。我国各地都有产。味甘，性平，归肺、脾、大肠经。直接食用，常用量15～30克。本品有补中、润燥、止痛、解毒之功效。可用于脘腹虚痛、肺燥干咳、肠燥便秘、疮疡不敛、水火烫伤。现在人们不光把蜂蜜当作养生保健的佳品，而且被很多爱美的女士当成天然的护肤产品。

选择蜂蜜时应以水分小，有油性，稠如凝脂，用木棒挑起时，蜜汁下流如丝状不断，且盘曲如折叠状，味甜不酸，气芳香，洁净无杂质者为佳。在冲蜂蜜时，水温不要超过60℃，以免破坏营养成分。另外，蜂蜜不宜与鲫鱼、豆腐、洋葱、韭菜、大米、大蒜、葱同食。

【食疗方】

1）红茶蜜饮：红茶5克，蜂蜜适量。先将红茶加沸水冲泡10分钟，调入蜂蜜，饭前热服。本品具有温中和胃的功效，可用于胃及十二指肠溃疡患者的膳食养生。

2）姜汁蜜：鲜生姜10克，蜂蜜20克。上2味加水20克调匀，一次缓缓咽下。本品具有温中散寒、止呃止呕的功效，可用于缓解呃逆、呕吐、反胃等病症，对胃寒的患者效果更好。

3）人参蜜膏：人参150克，蜂蜜250克。将人参加水熬透，共煎3次，合并药液，再以文火熬成浓汁，加入蜂蜜搅匀，每次服15克，温开水送服，每日2次，可起到益气健脾的功效，适用于老年人的养生保健。

4）油煎鸡蛋蘸蜂蜜：鸡蛋1～2个，蜂蜜1～2匙。油煎鸡蛋，趁热加入蜂蜜。立即进食，连食2～3个月。可作为小儿支气管哮喘的辅助食疗。

8.8 治疗风湿病的“药食同源”物品

我们常说的风湿病，也就是引起骨关节、肌肉疼痛的疾病，在中医理论中归属于“痹证”的范畴。风湿病发病多较隐蔽而缓慢，病程较长，且大多具有遗传倾向，其诊断和治疗均有一定难度，中医药方法对这类病症的治疗有其独特的优势，“药食同源”物品中的乌梢蛇和木瓜也是祛风湿药中的常用药，对于“痹证”的各种症状均有良好的治疗和缓解作用。

“祛风除湿佳品”乌梢蛇

乌梢蛇为游蛇科动物乌梢蛇的干燥体，分布于我国长江以南各省。性平，味甘、咸，归肝经，煎服，常用量5～10克，或作丸、散服。乌梢蛇祛风通络，性走窜，能搜风邪，透关节，通经络，常用于风湿痹证及中风半身不遂，尤宜于风湿痹证日久不愈的患者，但不宜用于因失血、贫血或肝血不足而内生的风证（以眩晕、肢体震颤、瘙痒等症为主要表现）。

乌梢蛇生活在丘陵地带，以蛙类（主食）、蜥蜴、鱼类、鼠类等为食。由于栖息地的破坏及人类大量捕杀，目前野生乌梢蛇数量大减，应予以保护。现在乌梢蛇有养殖品种。乌梢蛇含有赖氨酸、丙氨酸、亮氨酸、谷氨酸、胱氨酸等17种氨基酸，并含有果糖-1，6-二磷酸酯、原肌球蛋白等。

乌梢蛇呈圆盘状，表面黑褐色或绿黑色，密被菱形鳞片；背鳞行数成双，背中央2～4行鳞片强烈起棱，形成两条纵贯全体的黑线。头盘在中间，扁圆形，眼大而下凹陷，有光泽。脊部高耸成屋脊状，俗称剑脊。腹部剖开边缘向内卷曲，脊肌肉厚，黄白色或淡棕色，可见排列整齐的肋骨。尾部渐细而长，剥皮者仅留头尾之皮鳞，中段较光滑。选择乌梢蛇时以头尾齐全、皮黑肉黄、质地坚实者为佳。

相传，很久以前，一个村寨里有位美丽可爱的姑娘，不幸身染麻风。那时人们认为，唯一的解救办法就是给她找一个丈夫，把病传染给对方，姑娘就没事了。姑娘的父母视女儿为掌上明珠，千方百计把她嫁了出去。然而这位姑娘心地善良，说什么也不愿伤害那位新婚的青年，于是终日借酒浇愁。她从酒缸里斟出酒，一杯一杯的痛饮。日子不久，姑娘的病竟神奇般不治而愈。到底是什么治好了姑娘的病呢？莫非酒缸里有什么秘密？于是有人探首酒缸一看，原来，酒缸里竟浸泡着一条淹死的乌梢蛇。

【食疗方】

1）乌蛇酒：乌梢蛇适量，白酒适量，以能淹过蛇体为度，浸泡 10～15 天。每天服 10 毫升，一天 2 次。本方可活血、通络、祛风、解毒，既可用来治疗风湿痹痛，也可防治麻风。

2）乌蛇汤：乌梢蛇 1 条，切片煮汤，加猪脂、盐、姜少许调味，饮汤吃肉，有祛风除湿和解毒的作用，对于荨麻疹、湿疹脓疮也有一定预防或治疗效果。

8.9 生活中还可能用得到的“药食同源”物品

8.9.1 “眼疾要药”决明子

决明子为豆科植物决明或小决明的干燥成熟的种子，主产于安徽、广西、四川、浙江、广东等地。性微寒，味甘、苦、咸，归肝、大肠经，煎服，常用量 10～15 克。本品有清热明目、润肠通便之功效，可用于治疗肝火上炎引起的目赤肿痛、头痛眩晕、目暗不明和胃肠道上火引起的便秘。

《本草纲目》对决明子有“久服益精，轻身”“利五脏，明目”的记载。相传，古时有一位老翁，年过八旬耳不聋、眼不花，且身体轻健。有人向老翁请教长寿秘诀，他回答：“常饮决明茶。”老翁还赋诗一首：“愚翁八十目不瞑，日书蝇头夜点灯，并非生得好眼力，只缘常年食决明。”现代医学研究发现，决明子中含有决明子素、大黄酚、大黄素等物质，对视神经有保护作用，可治疗白内障、青光眼、结膜炎等眼疾；决明子水浸液、煎剂有明显的降血压作用，可用于治疗原发性高血压、肾性高血压，以及高脂血症、动脉硬化等。中老年人，特别是患有眼疾、高血压、动脉硬化等疾病的患者，常饮决明茶对强身健体大有益处。

决明子为干燥种子，状如马蹄，一端稍尖，一端截状，长 5 ~ 8 毫米，宽 2.5 ~ 3 毫米。表面黄褐色或绿褐色，平滑光泽，两面各有 1 个凸起的棕色棱线，棱线两侧各有 1 条浅色而稍凹陷的线纹，水浸时由此处胀裂。质硬，不易破碎，横切面皮薄，可见灰白色至淡黄色的胚乳，子叶黄色或暗棕色，强烈折叠而皱缩。气无，味微苦，略带黏液性。选择决明子时应以颗粒均匀、饱满、黄褐色者为佳。

肝脏有热会导致目赤肿痛、羞明多泪，决明子性寒，走肝经，有清肝明目的功效，是治疗眼疾的要药。《本草求真》有记载：“决明子，除风散热。凡人目泪不收，眼痛不止，多属风热内淫，以致血不上行，治当即为驱逐；按此苦能泄热，咸能软坚，甘能补血，力薄气浮，又能升散风邪，故为治目收泪止痛要药。”

决明子可用于老年人习惯性便秘的防治，由于老年人脾胃阳虚、气血不足，大肠的蠕动功能不强，再加上大肠津液分泌不足，常常导致习惯性便秘的发生。决明子既能清肠燥又能润肠，所以更适合用于老年人的习惯性便秘。此外，决明子有降血压、降血脂的功效，对于防治高血压、高血脂有很好的帮助。

【食疗方】

1）决明子、枸杞子各 9 克，猪肝适量，适量水煎，食肝服汤，可用于夜盲症的食疗。

2）决明子 15 克，粳米 60 克，冰糖少许。先将决明子放入锅内，炒至微有香味，取出放冷后，加水煎汁，之后，除去药渣加入粳米煮粥，待粥将熟时，加入冰糖，煮沸即可食用。每天 1 次，连用 2 周。此粥具有清肝、明目、通便的功效，可用于白内障患者的日常饮食。

8.9.2 “天然抗生素”马齿苋

马齿苋为马齿苋科植物马齿苋的全草，我国南北各地均产。性寒，味酸，归大肠、肝经。煎服，常用量 9 ~ 15 克，鲜品 30 ~ 60 克，外用适量。有清热解毒、凉血止血、利尿通淋之功效。用于治疗湿热泻痢及下痢脓血、里急后重，赤白带下、火毒痈疽，热淋、血淋。马齿苋多野生，是我国人民自古就喜欢采食的一种野菜。春季及初夏在田间、路旁、原野、菜园采集嫩茎叶供食用，亦可全株采收，氽水后晒干，冬季做包子、饺子馅料，美味可口，食之不厌。

因马齿苋性寒滑，食之过多有滑利之弊，所以脾胃虚弱、腹泻便溏之人忌食。另外，马齿苋有堕胎的功能，孕妇，尤其是有习惯性流产者，应禁止食用马齿苋。

现代研究表明，马齿苋对痢疾杆菌、伤寒杆菌和大肠杆菌有较强的抑制作用，是治疗疟疾的要药，可用于各种炎症的辅助治疗，素有“天然抗生素”之称。

【食疗方】

1）马齿苋芡实瘦肉汤：马齿苋 50 克，芡实 100 克，瘦猪肉 150 克，精盐、味精各适量。马齿苋洗净、切段，瘦猪肉切成丁，芡实洗净，同放入锅中，加适量水，先用武火煮开，再用文火煮 2 小时即可，食用时可加入适量精盐等调味。该品有清热解毒、祛湿止带的功效，可用于湿热下注、带下色黄、黏稠味臭、小便短黄、口渴口苦、舌红苔黄等症的食疗，亦可用于湿热泄泻、痢疾等的膳食。

2）马齿苋炒鸡蛋：马齿苋 60 克，鸡蛋 4 个，精盐等调味品适量。将马齿苋用温水泡 10 分钟，清水洗净，切段，将鸡蛋打散，加入马齿苋调匀，加精盐、料酒等调味，即可入锅内炒熟，趁热佐餐食用。该品有清热解毒、止泻痢、除肠垢、益气补虚的功效，适用于久痢的膳食养生。

3）马齿苋粥：马齿苋 250 克，粳米 60 克。先将马齿苋切碎备用，在粳米中加适量的水煮成稀粥，然后放入切碎的马齿苋，煮熟即可。该品主要用于痢疾便血、湿热腹泻的食疗。

8.9.3 既补又润的火麻仁

火麻仁为桑科植物大麻的干燥成熟果实，全国各地均有栽培。性平，味甘，归脾、胃、大肠经。煎服，常用量 9 ~ 15 克；煎汤，熬粥，或入丸、散。本品有润肠通便、补虚的功效，治疗习惯性便秘，老人或妇女产后血虚津亏导致的大便秘结。

火麻仁质润油脂含量高，能润肠通便，且又兼有滋养补虚的作用。单用有效。《药物义化》："麻仁，能润肠，体润能去燥，专利大肠气结便秘。凡年老血液枯燥，产后气血不顺，病后元气未复，或禀弱不能运行着皆治。"《名医别录》："主中风汗出，逐水，利小便，破积血，复血脉，乳妇产后余疾。"

【食疗方】

1）麻仁苏子粥：火麻仁 15 克，紫苏子 10 克，粳米适量。前二者加水研磨，取汁分两次煮粥食，源于《普济本事方》。火麻仁与紫苏子均能润肠通便，故配用以增强疗效，用于妇女产后头昏、多汗、大便秘结，或老人、虚弱人之血虚津少，肠燥便秘。《肘后备急方》将火麻仁研烂，同米煮粥食，治肠燥便秘，其意与本方同。

2）火麻仁凉茶：用慢火将火麻仁和芝麻炒到金黄色后，放在搅拌机中加水搅拌，再用纱布过滤取汁，在滤汁中加糖调味后，煮开就可以饮用了。虽然制作方法简单，但是火麻仁不能服用过量，否则会有中毒的可能，所以在服用任何含有火麻仁的配方时，都应咨询医生，根据自己的身体状况选择合适的剂量和方法服用。

人类对天然药物的追捧必将引起新一轮的中药热，补益类的中药和"药食同源"物品也必将引起人们的关注，走进人们的生活。要提醒大家的是，补益药并不是所有人都可以吃，也不是吃多少都没有问题，即便是"药食同源"物品，也要注意使用的量。俗话说"是药三分毒"，既然称之为药，总有一定的偏性。我们在运用中药防病保健的同时，更要全面了解每味药的性能特点，以利用其偏性达到防病治病的目的。尤其对一些作用较强的中药，更要把握好其用量和用药时间，防止出现过犹不及的情况。中药虽好，但一定要用对。

9 中医药防治传染病大事记

自公元前7世纪至公元20世纪，中国较大规模的传染病（古代称瘟疫）暴发达700余次，天花、鼠疫、白喉、猩红热、霍乱、斑疹伤寒、伤寒、肺结核、麻风、疟疾、血吸虫病等疾病灾害都曾经发生过。而对于传染病的预防在我国也由来已久，早在2 000多年前的《黄帝内经》中就有预防传染病的记载。汉代起，医书已对传染病重点加以关注。其后的医书中对天花、狂犬病、疟疾、麻疹、白喉、水痘、霍乱、痢疾、肺结核等急性传染病及其辨证治疗办法都有明确记载。这些千百年传承下来的防治经验对近现代流行病的预防治疗起到了一定的指导作用。近代中医药在抗击“非典”（全称传染性非典型肺炎）、甲型流感中的显著效果就验证了这一点，也增强了我们对中医药的信心。

9.1 东汉末年的传染病防治

古语说，大灾之后必有大疫。史料记载，东汉末年战争和自然灾害频发，这也是东汉末年成为我国传染病流行的第一个高峰期的原因。重灾区发生在长江以北地区，数十年间，传染病连绵不断，其死亡人数之多，简直无从统计，家破人亡者比比皆是，后果十分悲惨，有的村庄村民几乎全部死亡，以致出现了“田野空，朝廷空，仓库空”的严重局面。地方官将这些情况上报朝廷，但这时的朝廷正陷入腐败和混乱之中，对老百姓的生死无暇顾及，结果由于缺乏有效的防治，传染范围进一步扩大。在曾经繁华的中原地区，一度出现了“家家有位尸之痛，室室有号泣之哀，或阖门而殪，或覆族而丧”的惨状。东汉末年暴发的这种传染病，当时人通称其为“伤寒”。有关史料记载，这种疾病具有强烈的传染性，发病急猛且死亡率很高，患者往往会高热致喘，气绝而死。在其发生初期，人们几乎是束手无策，只能在绝望中等待死亡。

鉴于传染病对社会的巨大影响，古代中国从很早就开始进行了各种预防和控制尝试，如顺应节气、巫术的精神控制、注意公共卫生、派遣医生巡诊及无偿施药、处理尸体、患者隔离等。当瘟疫流行时，一些医学家纷纷行动起来，通过不断的探索，总结出了一些有效的防治方法，这些方法都成为了医学史上宝贵的财富。其中最著名的，当推东汉末年著名医学家张仲景，他也是传染病流行的受害者，他的家族本来有 200 余人，但在不到 10 年的传染病流行期间，竟有 2/3 的人死去了，而其中又有七成是死于伤寒。正是在不断地与疾病抗争的过程中，在总结治疗疫病经验的基础上，张仲景写成了《伤寒杂病论》，这也是对两汉时期流行传染病的治疗方法的一部总结性著作，其中的方剂被人们称为“经方”，沿用至今。

《伤寒杂病论》是中医四大经典著作之一，是学习中医必备的经典著作。该书系统地总结了汉代以前对伤寒和杂病在诊断与治疗方面的丰富经验，是我国第一部论述多种外感热性病的专著，共 10 卷。张仲景在书中提出用望、闻、问、切 4 种方法来分析疾病，以阴、阳、表、里、寒、热、虚、实 8 种方法来判断病症的性质和发病的原因。它系统地分析了伤寒的原因、症状、发展阶段和处理方法，创造性地确立了对伤寒病的“六经分类”的辨证施治原则，奠定了理、法、方、药的理论基础。书中还精选了 300 多首方剂，这些方剂的药物配伍比较精炼，主治明确。《伤寒杂病论》的贡献，首先在于发展并确立了中医辨证论治的基本法则。张仲景把疾病发生、发展过程中所出现的各种症状，根据病邪入侵经络、脏腑的深浅程度、患者体质的强弱、正气的盛衰，以及病势的进退缓急和有无宿疾等情况，加以综合分析，寻找发病的规律，以便确定不同情况下的治疗原则。《伤寒杂病论》是我国最早的理论联系实际的临床诊疗专书，被后世医家誉为“万世宝典”。

9.2 金元明清时期的传染病防治

金元明清是我国传染病暴发流行的第二个高峰期，大规模的传染病流行也造就出一大批杰出的防治传染病的中医学家，他们在与传染病的不断斗争中逐渐总结出了一整套中医药治疗传染病的理论，留下了很多宝贵临床经验。而其中最著名的就当属吴有性和他的《瘟疫论》了。

吴有性，字又可，号澹斋，明末吴县（今属江苏）人，居太湖洞庭山，吴有性生活于明王朝行将倾覆之际，当时饥荒战乱，其中明崇祯十四年（1641 年），山东、河南、河北、江苏、浙江等省传染病流行，蔓延势烈。由于当时一般医生墨守治伤寒的方法，没有临床效果，以致患者“不死于病，乃死于医”。吴氏深感“守古法不合今病，以今病简古书”，以致投剂无效。基于这一认识，他对传染病“静心穷理，格其所感之气，所入之门，所受之处，及其传变之体，平日所用历验方法”，于是其不辞劳苦，深入疫区，不顾个人安危，经过长期细致的观察、比较，在总结前人有关论述的基础上，认真探讨实践后，著成《温疫论》2 卷、《补遗》1 卷（1642），为我国医学提供了传染病学的专门论著。

吴氏一生，治愈了很多传染病患者，其中包括一些疑难大症，且往往是出奇制胜。他重视事理，不轻信书本，富有创新精神。如《温疫论》曰：“疫邪传里，胃热如沸，蛔动不安，下既不通，必反于上，蛔因呕出，此常事也。”每见医家引经论以为脏寒，蛔上入膈。又云：“不思现前事理，徒记纸上文辞，以为依经傍注。坦然用之无疑，因此误人甚众。”另外。他治疗疾病不计个人得失，一心为患者负责，明知患者必死，还尽力予以救治。诚如他说：“与其坐而待毙，不如含药而亡。”

吴有性在《温疫论》一书中提出了当时对传染病称“疫病”的病因是“非其时而有其气”。《温疫论》认为伤寒等病是由于感受天地之常气而致病，而“疫病”则是“感天地之疫气”致病。《温疫论》将“瘟疫”与其他热性病区别开来，从而使传染病病因突破了前人“六气学说”的束缚。《温疫论》在我国第一次建立了以机体抗病功能不良、感染疫气为发病原因的新论点。书中指出疫气的传染途径是通过空气或接触传播，由口鼻进入而致病。《温疫论》中还指出疫气有特异性，只有某一特异的疫气才引起相应的传染病。该书还认为疔疮、发背等外科病是由于杂气感染，而不是由于“火”。《温疫论》首次把外科感染疫病与传染病的病因划入同一范畴。

《温疫论》对后世的影响很大，清代一些著名医家如戴北山、杨栗山、刘松峰、叶天士、吴鞠通等，都或多或少地在《温疫论》的基础上有所发挥，有所创造。我国历代医家在与传染病斗争的实践中创造了温病学说。温病学说源自《黄帝内经》，孕育于《伤寒论》，产生于金元，成熟于明清。在温病学说的发展过程中，《温疫论》的贡献是很大的。直至今天，我国应用温病学说的理、法、方、药治疗一些传染病，如流行性乙型脑炎、流行性感冒、麻疹、猩红热、痢疾等，取得了很好的疗效。而其中很多地方就是继承和发扬了《温疫论》的理论和经验。

9.3 现代中医药的传染病防治

近30年来，我国传染病的发生情况有了很大变化，许多传统的传染病由于医学发展迅速，我国加强了公共卫生保健工作的实施，同时加大了对疫苗的研制，并在全国范围内推行计划免疫工作，使传染病得到了明显的控制。20世纪70年代以后我国流行病总发病率不断下降，天花、脊髓灰质炎已经被消灭。但是近10年来，全球范围内新发传染病有不断增多的趋势，这些新发疾病的出现给人类带来了新的严重威胁，目前我国的传染病形势还是十分严峻，主要表现在两个方面，一方面是过去已经基本控制了的疾病又有卷土重来的趋势；另一方面，新发疾病不断发生或流入，已经存在的新疾病还未被认知，没有有效的防治手段等。目前随着人口增长，生态环境改变，城市化推进及人口流动，全球一体化等社会和环境因素的变化，更促进了新发传染病的不断出现和扩散，使新发传染病在全球的不断暴发流行成为可能。新发传染病的流行特点：①人畜共患性；②病原体的易变异性；③传播速度快，流行范围广；④疾病发生的不确定性。

9.3.1 中医药防治“非典”

“非典”，全称传染性非典型肺炎，又称严重急性呼吸系统综合征，英文简称SARS，是一种严重的急性呼吸道感染，伴胃肠道症状，这是人类进入21世纪后遭遇的第一个致命传染性疾病。其主要表现为肺炎，临床表现为身体不适、乏力、肌痛、发热，很快出现呼吸道症状包括干咳少痰和呼吸急促，部分患者有气促等呼吸困难症状，少数进展为呼吸窘迫综合征，早期白细胞正常或降低，肺部影像学显示肺炎改变。

在2003年举世关注的“非典”防治工作中，我国传统的中医药发挥了积极的作用，这更清楚地肯定了中医药在治疗传染病中的作用。“‘非典’这种全新的疾病，无论是对现代医学还是传统中医学都是一个挑战。而对后者，也可能成为一个突破和发展的重要契机。”87岁的广州中医药大学教授邓铁涛说。从“非典”暴发初期中药汤剂多用于预防和从向传统中医论著中寻求“非典”的理论解析，到与西医协作正式介入“非典”治疗，中医药发挥出广受认可的独特优势。

2003年4月10日，国家中医药管理局出台“非典”中医药防治技术方案，但此时，中医药尚未充分参与对非典的治疗。而广东中医院中西医结合治疗“非典”的尝试和经验，开始引起人们的关注。5月上旬，疫情仍旧严峻，北京“非典”死亡率明显偏高，中医药参与治疗“非典”的呼声越来越高。到5月8日，国务院防治非典指挥部召开中医药专家座谈会，要求中医药充分介入。以此为转折点，5月11日，国家中医药管理局发布修订了“非典”中医药治疗方案。随后，北京采取措施保障所有定点医院都有中医药的参与。到5月中旬，多半患者使用中西医结合治疗，效果明显，疫情开始得到控制。

9.3.2 中医药防治甲型流感

2009年，甲型流感病毒肆虐，同年世界卫生组织认为新型的甲型H1N1流感已成为全球高度关注的突发公共卫生事件，中国卫生部2009年4月30日发布的2009年第8号公告中，明确将甲型H1N1流感纳入传染病防治法规定管理的乙类传染病，并采取甲类传染病的预防措施。甲型H1N1流感的传播力强，大多数患者早期症状与普通流行性感冒相似，如发热、咳嗽、喉痛、流涕、头痛、身体疼痛等，有的还会出现腹泻或呕吐等，部分患者病情来势凶猛，体温超过 39 ℃，可发生肺炎、急性呼吸窘迫综合征、肺出血、胸腔积液、全血细胞减少、肾衰竭、败血症、休克、呼吸衰竭及多器官损伤等并发症，并导致死亡。

甲型 H1N1 流感属于中医学“疫疠”“瘟疫”范畴。与西医直接杀死病毒不同，中医更注重在改善症状的同时提高机体的免疫力、调节内环境而起到治疗作用。中药抗流感病毒的基本原理在于祛邪与扶正。由于中药组成成分比较复杂，各组分之间又相互作用，所以中药治病的作用机制更为复杂。从现代药理学角度分析，中药抗病毒的途径主要包括直接抑制病毒和间接抑制病毒。直接抑制病毒是药物直接作用于病毒，继而杀灭病毒或抑制病毒复制，从而达到抗病毒的目的。如由金莲花、黄芩、野菊花组成的黄金菊提取物在 MDCK 细胞（狗肾传代细胞）中可直接作用于甲型 H1N1 流感病毒而抑制病毒复制。间接抑制病毒是药物通过提高机体的免疫功能，通过促进机体的特异性和非特异性免疫功能而达到抑制病毒的目的，也可通过诱生、促进诱生干扰素作用等达到抗病毒的目的。

甲型 H1N1 流感疫情初起时，我国第一时间开始了探索中医药防治甲型 H1N1 流感之路，在全球率先从基础研究和临床研究两方面证实中医药防治甲型 H1N1 流感的有效性和安全性。实践证明，中医及中西医结合治疗甲型 H1N1 流感均具有很好的疗效。

随着人类疾病谱的不断变化，新的病种相继出现，病毒变异、菌株耐药、免疫紊乱等新问题日益突出，人类医学正面临着新的挑战，我们必须努力提高发现新传染病的能力和水平。中医药在传染病治疗方面有着突出优势，中医的“药食同源”理论和实践用于预防传染病有良好的效果。我国中医药资源多，中药在传染病的防治中具有较强的抗病毒作用，能够抑制病菌、抗病毒、抑制炎症反应和解热，且拥有增强机体免疫力的优势。在今后的发展中，我们要加强与现代科技的结合，增强各学科相互交融渗透，促进传统中药向现代中药的转变，进一步突出中药特色，强化中药优势。我们相信，中医药必将以其自身理论的科学性和独有的优势在流行病防治中起着举足轻重的作用，并具有广阔的发展前景。

结 语

中医药理论是我国古代人民同疾病做斗争的经验和理论知识的总结，是通过长期医疗实践逐步形成并发展成的医药学理论体系。通过书中介绍的中医药基本知识，读者可以了解中医，学习不生病、少生病的方法。书中涉及的中药只是我们日常生活常用的一小部分，从稀有的鹿茸、野山参到厨房里常见的生姜、山药，到果蔬中的大枣、百合、枸杞子，每一样都与我们的生活息息相关。俗话说，药补不如食补，如果能够合理应用补益药和常见中草药，还有一些食疗方法，将起到意想不到的养生保健效果。中医药发展的历史长河源远流长，其间星光璀璨，也不乏神奇与趣味结合的小故事，这些小故事与中药的疗效密切相关。我们精心采撷了朵朵异样别致的小浪花，希望让读者了解中医药发展根脉的同时，也能有一些茶余饭后的谈资、闲暇阅读的享受和合理食疗的备选。

中医药学在防病治病、追求健康的实践中，为中华民族的繁衍昌盛和保健事业做出了不可磨灭的贡献。通过“中医药防治流行病大事记”我们可以感受到中医药为人类健康所做出的巨大贡献，以前是，今后也将是。时至今日，中医药的优势在现代医学中也逐步得到体现，中医药“辨证论证”与西医“个体化”治疗的理念是一致的；现代预防医学中也渗透着中医“治未病”的思想；中药多成分、多靶点、多层次的特点也正是防治现代疾病复杂性、综合性之所需；中医“整体观念”和中药调理的优势在防治亚健康中具有独特的价值；在心脑血管病的防治和康复、在肿瘤的辅助和康复治疗中，中医药呈现了很好的临床效果。

中医药学是一个伟大的宝库，是我们祖先留下的宝贵财富，中医药对周边国家的医疗事业也有着深远的影响，《伤寒论》《金匮要略》中的方药在日本已有上千年应用的历史，并作为临床应用免批之品；《本草纲目》先后被译成日、朝、法、德、英、俄等文字流传到亚欧国家，英国生物学家达尔文称《本草纲目》为“1596 年的百科全书”。中医药学不仅是医药学，也是文化，为世界医药的交流和发展做出了杰出的贡献。中医药知识的普及为中医药的弘扬奠定了良好的基础，宣传和普及中医药，也是增强民众健康意识、主动防范疾病的过程。期望本书的出版发行，能对全民健康有所裨益！

参考文献

[1] 许敬生. 有病不治，常得中医. 河南中医，2009，29（3）：245.

[2] 王新陆. 中医之源［EB/OL］［2010－04－07］. http：//tansuo. cntv. cn/jieduzhongyi/classpage/video/20100310/101386. shtml.

[3] 肖娴. 从岐黄之术到《黄帝内经》. 开卷有益：求医问药，2003（2）：12.

[4] 李杨，杨建宇. "杏林"的由来. 中国中医药现代远程教育，2012，10（17）：152.

[5] 李杨，张文娟. 悬壶济世. 中国中医药现代远程教育，2012，10（17）：136.

[6] 马克思. 摩尔根《古代社会》一书摘要. 北京：人民出版社，1965.

[7] 朱天顺. 原始宗教. 上海：上海人民出版社，1978.

[8] 李从.《五十二病方》禁咒内容研究. 江西中医学院学报，2008，20（2）：30.

[9] 张振平. 一个应当重新认识的问题——巫、巫医及其与医药起源、发展关系探析. 山东中医学院学报，1986，10（2）：57.

[10] 孙广仁. 中国古代哲学精气学说对中医学精气生命理论的影响. 福建中医药，2001，32（2）：9.

[11] 刘寨华，于峥，杨威. 古代哲学精气学说的发展及其在《内经》精气理论构建中的作用. 中国中医基础医学杂志，2008，14（2）：87.

[12] 刘子志. 中医阴阳学说探微. 新中医，2011，43（4）：131.

[13] 吴全兰. 阴阳学说的哲学意蕴. 西南民族大学学报：人文社会科学版，2012，（1）：55.

[14] 孙广仁. 中医基础理论. 北京：中国中医药出版社，2002.

[15] 王洪图.《黄帝内经》研究大成. 北京：北京出版社，1997.

[16] 贺娟. 论五行学说的起源和形成. 北京中医药大学学报，2011，34（7）：437.

[17] 周强，袁冰，石东平.《黄帝内经》五行配脏探源. 中医文献杂志，2002（1）：11.

[18] 刘宗迪. 五行说考源. 哲学研究，2004（4）：35.

[19] 陈吉全，黎敬波. 论《内经》应用五行学说的变化. 山东中医杂志，2011，30（5）：291.

[20] 于占林. 范进中举与五行学说. 中医药学刊，1993，1：25.

[21] 高驰，王非，杨阳. 中西医差异之思想导源. 中医药学报，2007，35（5）：48.

[22] 佚名. 希波克拉底文集. 赵洪钧，武鹏，译. 合肥：安徽科学技术出版社，1990.

[23] 段艳蕊，王志祥，李琦. 论中西医之互补相彰. 云南中医学院学报，2007，30（4）：8.

[24] 李艳丽. 从《易经》阴阳学说看东西方文化的对立与互补. 科教文汇：中旬刊，2011（11）：43.

[25] 张培彤，朴炳奎. 应建立中西医互补的恶性肿瘤个体化治疗体系. 癌症进展，2010，8（3）：209.

[26] 周晓光，郭飞平. 超越困惑：中国传统间接致思方式考察. 西安：陕西人民教育出版社，1989.

[27] 丹江. 中西医结合需要新的哲学. 陕西中医学院学报，1991，14（4）：27.

[28] 金莉. 论中西医的差异与统一. 内蒙古中医药，2010（4）：124.

[29] 王玉芳. 浅析《素问·五脏别论》脏腑藏泻理论. 江苏中医药，2010，42（5）：8.

[30] 王莉，孔蕊，张振风. 从古代精气神理论探讨人类生命观. 中医药文化，2010（5）：17－20.

[31] 赵国求. 论现代科学中的中医精、气、神. 武钢大学学报，1999，11（3）：22.

[32] 刘寨华，于峥，杨威．古代哲学精气学说的发展及其在《内经》精气理论构建中的作用．中国中医基础医学杂志，2008，14（2）：87.

[33] 乔文彪．神概念的发生及其内涵解读．中国中医基础医学杂志，2009，15（7）：485.

[34] 烟建华．《内经》“神”概念研究．河南中医，2006，26（1）：4.

[35] 李志超．经络研究的现状与展望．科技导报，1993（4）：29.

[36] 李连方，尚品洁，杨金莲．“六淫”致病的科学性及定量标准探讨．气候与环境研究，1999，4（1）：87.

[37] 韩振蕴，白文，吕家坤，等．风邪致病的病因病机．北京中医药大学学报，2004，27（3）：13.

[38] 程士德．内经．北京：人民卫生出版社，1985：100.

[39] 吴昆．医方考．北京：人民卫生出版社，1990：516.

[40] 戴原礼．秘传证治要诀及类方．北京：人民卫生出版社，1996.

[41] 解佳伟，焦艳芳，穆俊霞．寒邪理论中医古代文献述要．山西中医学院学报，2011，12（2）：11.

[42] 《中华文明史话》编委会．中医史话．北京：中国大百科全书出版社，2011.

[43] 李成文．中医发展史．北京：人民军医出版社，2006.

[44] 欧阳八四．针灸溯源——九针的起源、运用与发展．针灸临床杂志，2005，21（7）：47.

[45] 金达洙．针灸在美国的历史现状研究及其前景展望［D］．南京：南京中医药大学，2011.

[46] 王雅萍．神秘针灸铜人展示中医魅力．河南科技报，2007－08－28（3）．

[47] 牟洪林．金针拨障术史略．天津中医学院学报，1992（2）：34.

[48] 谭新华．中医药宝库的一枝奇葩——外科丹药．中医药导报，2007，13（10）：1.

[49] 刘井红．手诊的基本原理及其诊断特色释义．中医药学刊，2005，23（1）：81.

[50] 蔡景峰. 中国藏医药学. 北京：外文出版社，2005.

[51] 庞宗然. 中国少数民族特色医疗技法. 北京：中央民族大学出版社，2009.

[52] 吉布. 唐卡中的藏医养生. 西安：陕西师范大学出版社，2007.

[53] 蔡景峰. 藏医学通史. 西宁：青海人民出版社，2002.

[54] 张淑兰. 生命的长调：蒙医. 桂林：广西师范大学出版社，2008.

[55] 胡斯力，郑泽民. 蒙医志略. 呼和浩特：远方出版社，2007.

[56] 关详祖. 维吾尔族医药学. 昆明：云南民族出版社，1995.

[57] 赵世望，周兆奎. 傣医传统方药志. 昆明：云南民族出版社，1985.

[58] 杨增明，马志伟，袁玲玲. 傣医药研究. 昆明：云南科技出版社，2012.

[59] 藤见甲，黄爱辉. 苗家整病技法. 北京：中医古籍出版社，2011.

[60] 杜江，张景梅. 苗医基础. 北京：中医古籍出版社，2007.

[61] 彭芳胜. 土家医方剂学. 北京：中医古籍出版社，2010.

[62] 赵敬华. 土家族医药学概论. 北京：中医古籍出版社，2005.

[63] 岳凤先. 中药现代化与中药西药化辨析. 中国中医药信息杂志，2005，12（6）：1－2.

[64] 陈仁寿. 论《中华本草》的学术研究及价值. 南京中医药大学学报：社会科学版. 2005，6（3）：152－155.

[65] 国家药典委员会. 中华人民共和国药典：一部. 2010 年版. 中国医药科技出版社，2010.

[66] 黄兆胜. 中药学. 北京：人民卫生出版社，2002.

[67] 王志强，朱毅. 中药抗甲型 H1N1 流感病毒的研究概况. 现代中西医结合杂志，2011，20（14）：1812.

[68] 王文远. 古代中国防疫思想与方法及其现代应用研究［D］. 南京：南京中医药大学，2006.

[69] 苏永南. 中医药治疗传染病的现状分析与对策研究［D］. 福州：福建医科大学，2011.

[70] 蔡宝昌，赵国平. 中西医结合治疗传染病. 上海：上海科学技术出版社，2006.

后记

中医药是在中国特有的文化背景下发展起来的，历经了几千年的临床验证，是临床实践经验的总结、结晶。中医药的使命是治病救人，重视解决临床的实际问题，这也是中医药根植民间、得以长久发展的根基所在。特别在疑难杂症、慢性病等的治疗中，中医药更具特色，在这些问题的解决中表现出了明显优势。中医药的自然观、天人合一观，也迎合了国际社会流行的回归自然的潮流。

中药本身就是农副产品，早已涉及我们生活的方方面面，但各地对中药的应用和重视程度却有很大的不同。广州的煲汤在全国甚至全世界都有名，煲汤是广州饮食文化的一个亮点，十数种汤料样样离不开中药，五指毛桃、红参、百合、夏枯草、生地黄、罗汉果、老苋菜、白果、芡实、无花果、当归、天麻、冬虫夏草等都是常用汤料。凉茶亦是如此。当然每个地方都有自己的特色饮食文化，但无论在哪里，中药都是不可缺少的原料，中药之所以能融入我们的生活，与其防病健体的功能也是分不开的。

中医药有着独特的理论体系和疗效优势，在中华民族的繁衍昌盛中起到了保驾护航的作用。中医药的优势在于它的好用、实用、价廉、效高，也在于中国文化在民众中的普及。

本卷由苗明三教授负责纂审。苗艳艳、李鹏飞负责第一部分《认识中医学》，李鹏飞、韦爱华负责第二部分《中医眼里看人体》，邱攀博、夏燕萍负责第三部分《中医是如何认识发病原因的》和第四部分《星光璀璨的中医发展之路》，李庆军、李灵云负责第五部分《杏林奇葩》，王倩、李士峥负责第六部分《少数民族医药》，刘丹丹、张婷玉负责第七部分《走近中药》，夏燕萍、王倩负责第八部分《漫话常用中药》，李灵云、李士峥负责第九部分《中医药防治流行病大事记》。韦爱华、王倩负责图片的拍摄，苗艳艳负责引言、结语、后记和组织协调工作。

在编写过程中，我们参阅了大量的相关书籍和网络文献，在此谨向相关作者致以诚挚的谢意，同时，向为本书编写和出版工作付出辛勤汗水的各位老师表示衷心感谢。

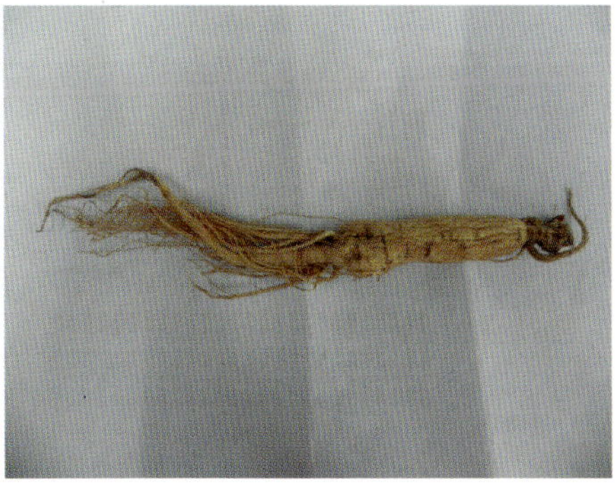

人参

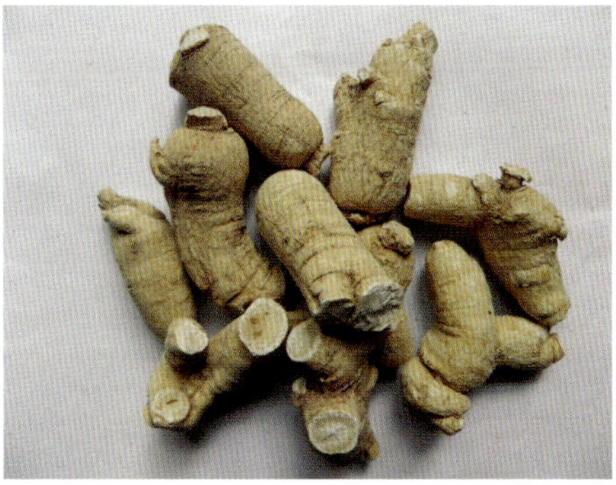

西洋参

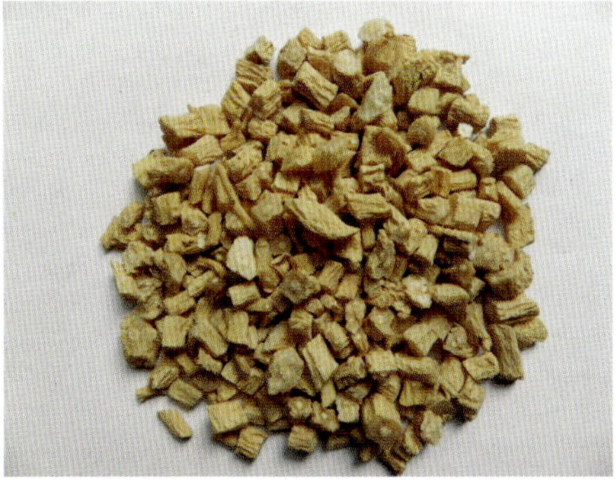

党参

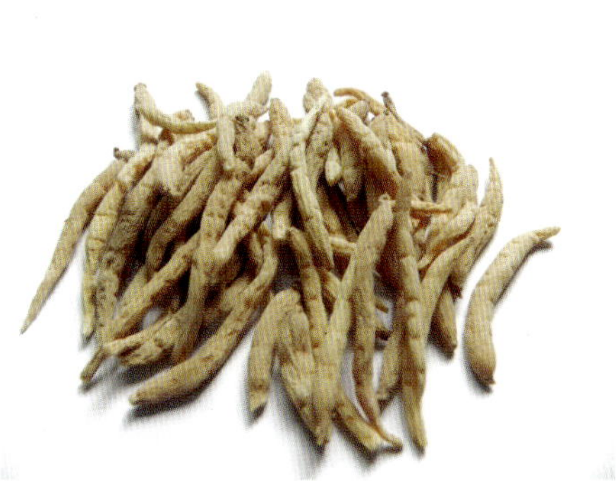

太子参

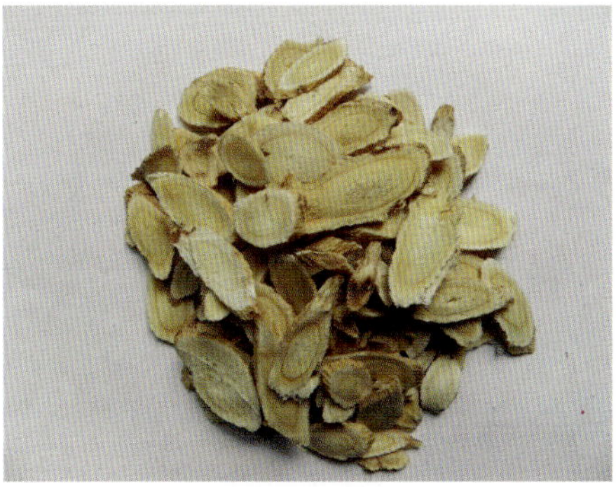

黄芪

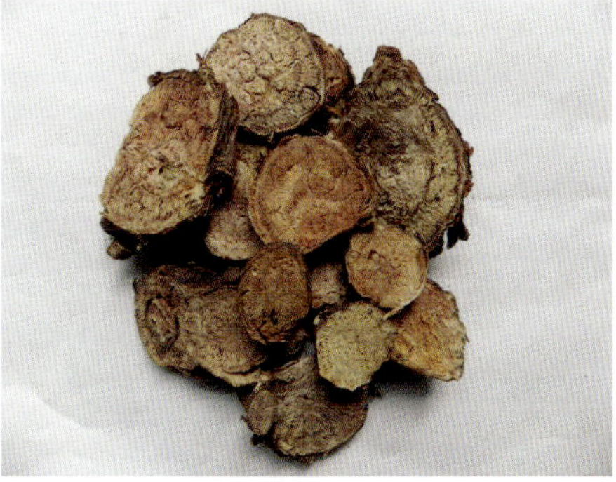

红景天

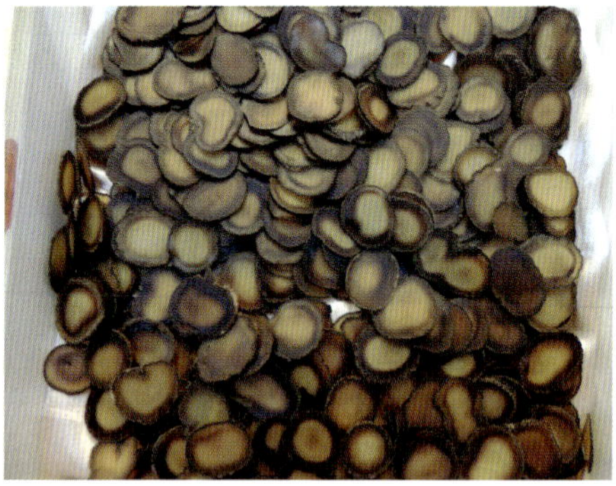

鹿茸

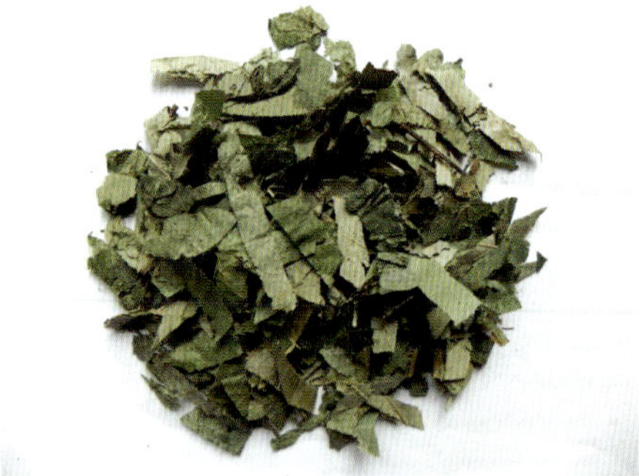

淫羊藿

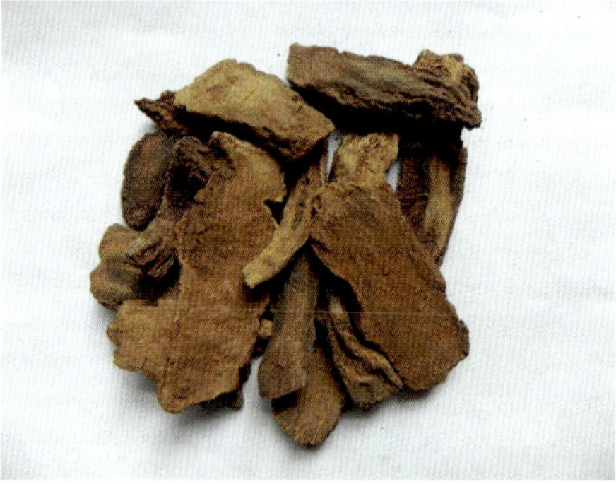

锁阳

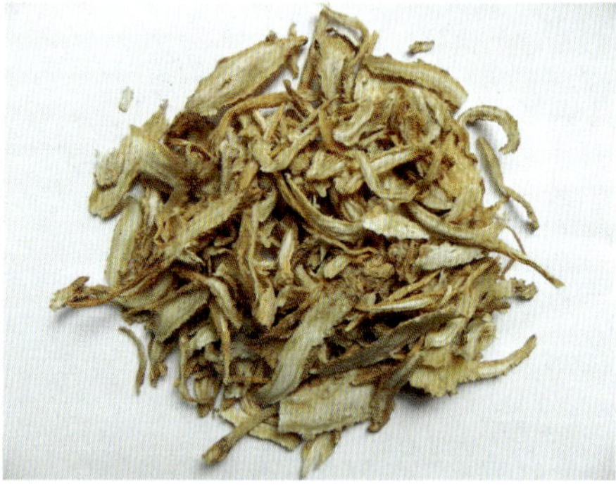

当归

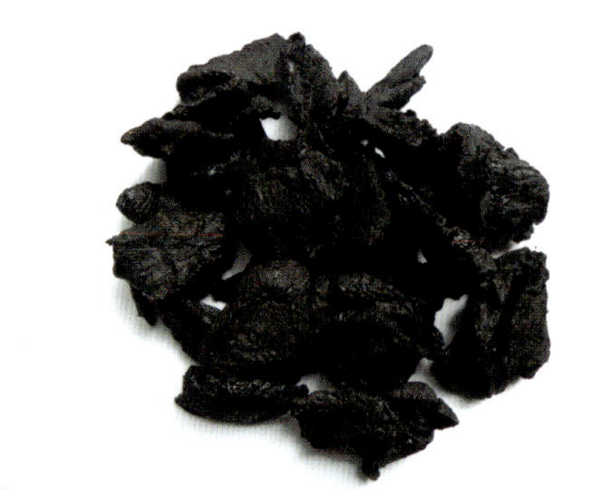

熟地黄

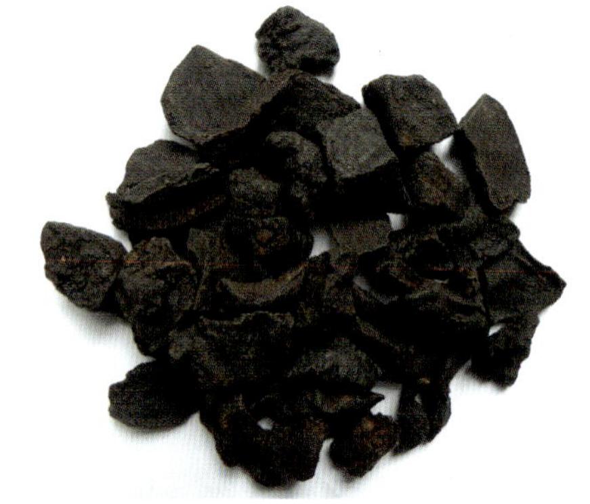

何首乌

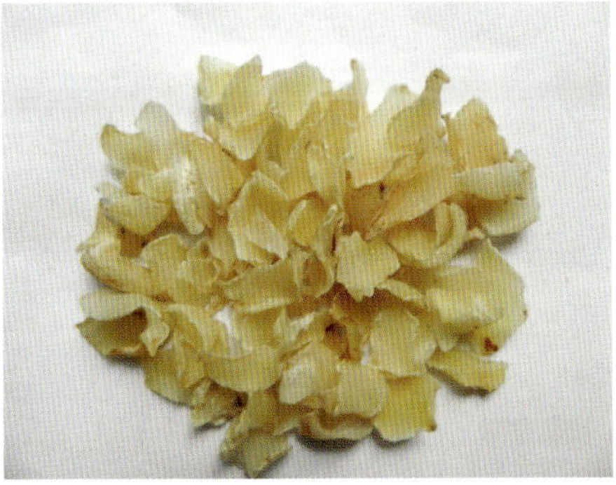

百合

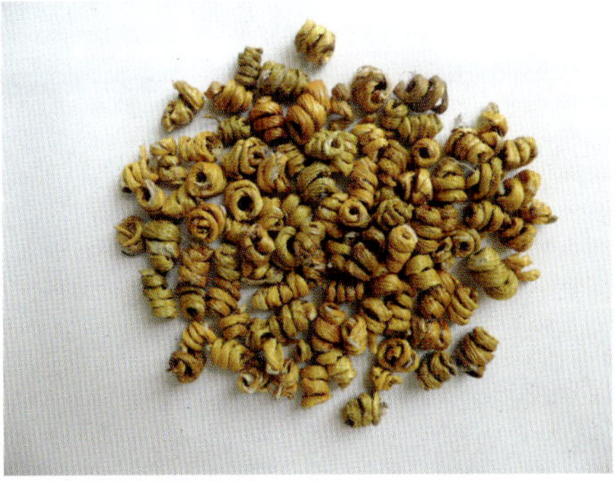

石斛

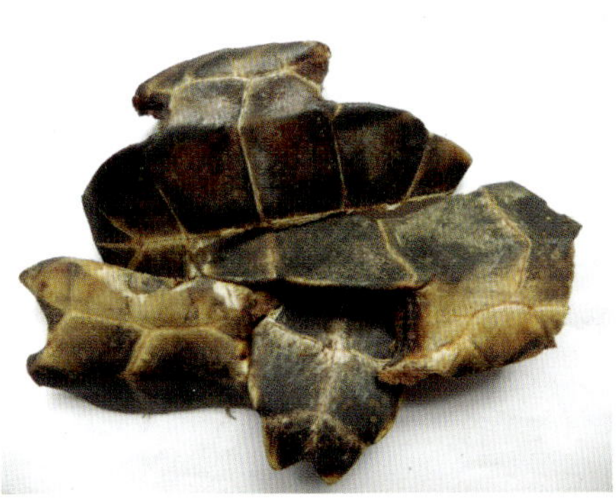

龟甲

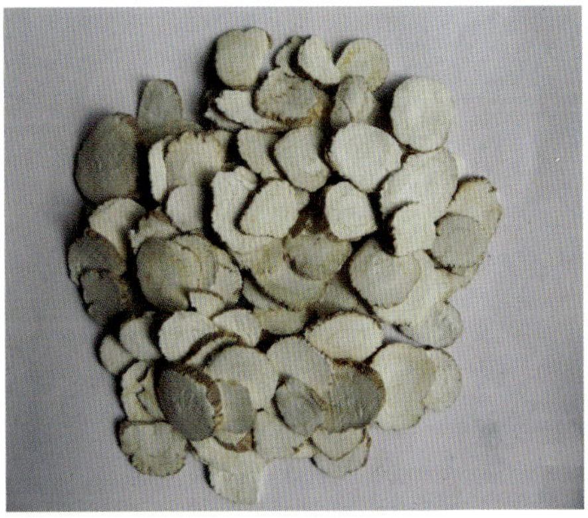

白芷

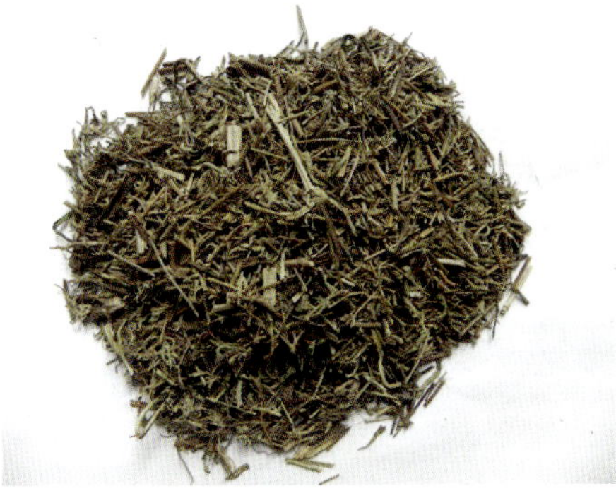

香薷

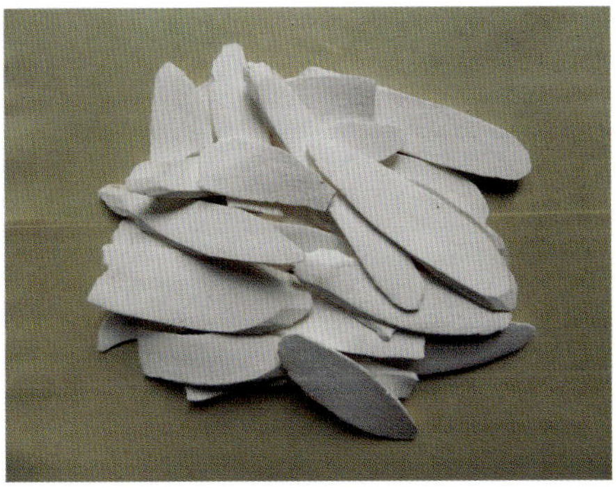

山药

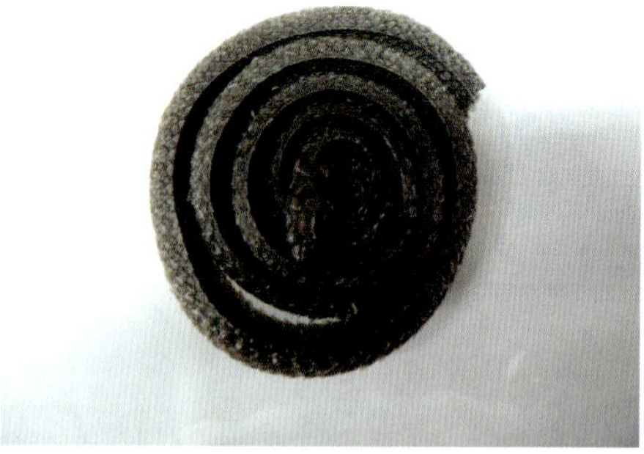

乌梢蛇

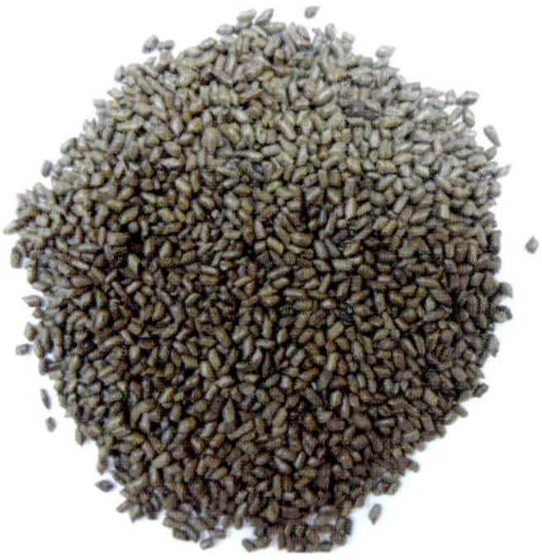

决明子

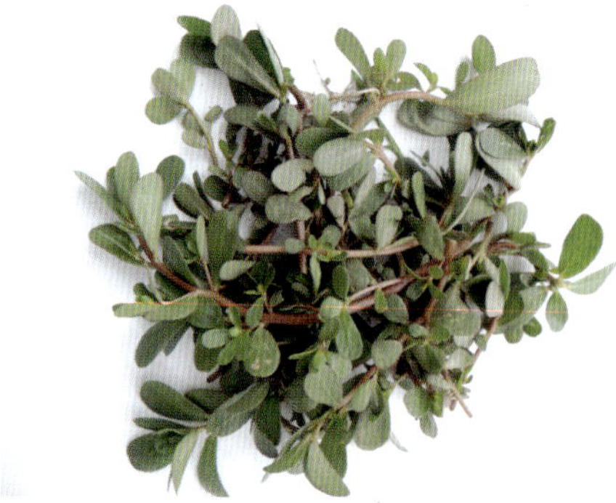

马齿苋

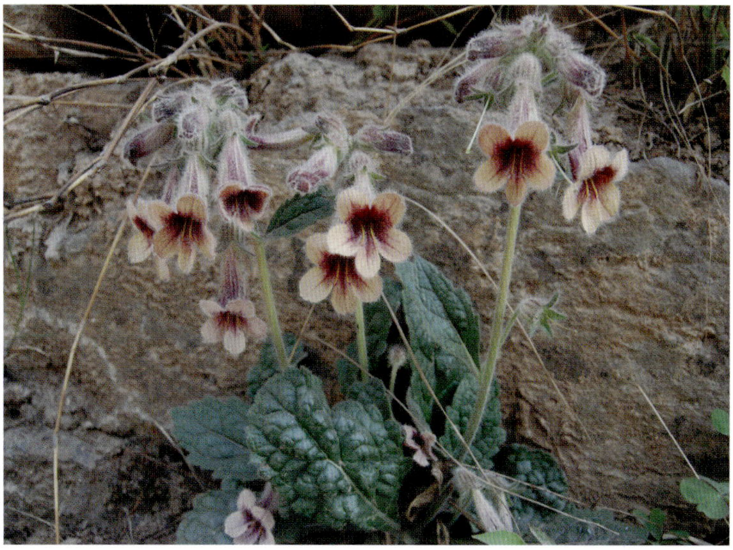

地黄（花）

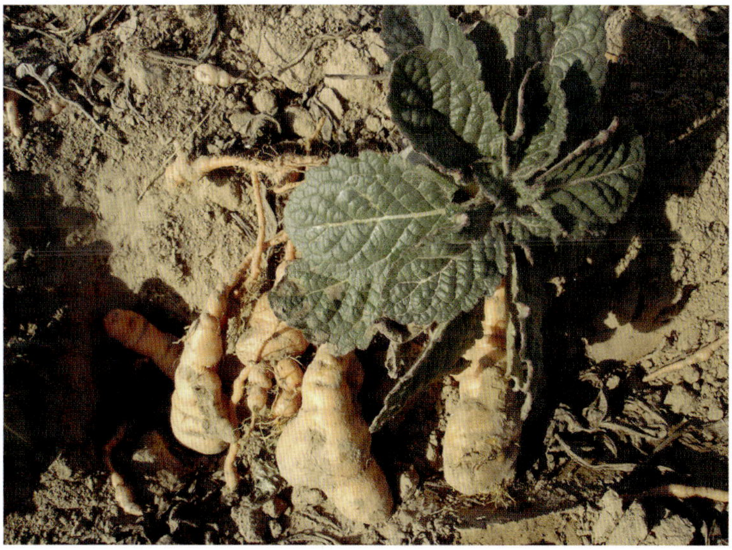

地黄（块根）

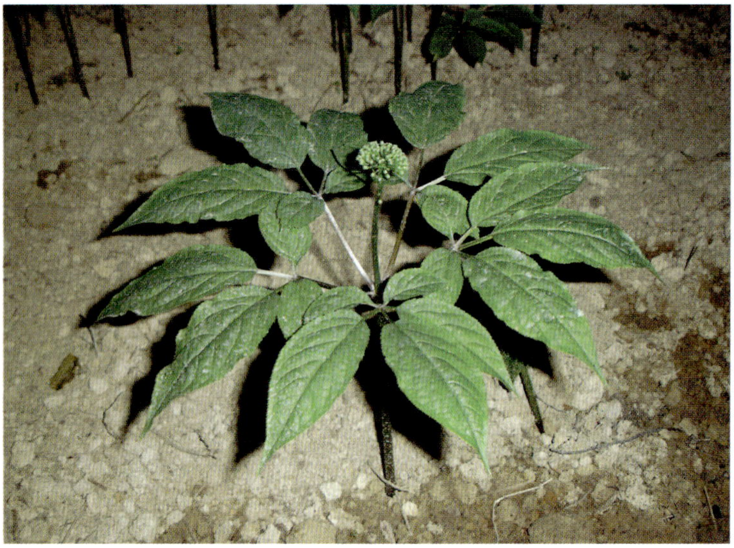

人参

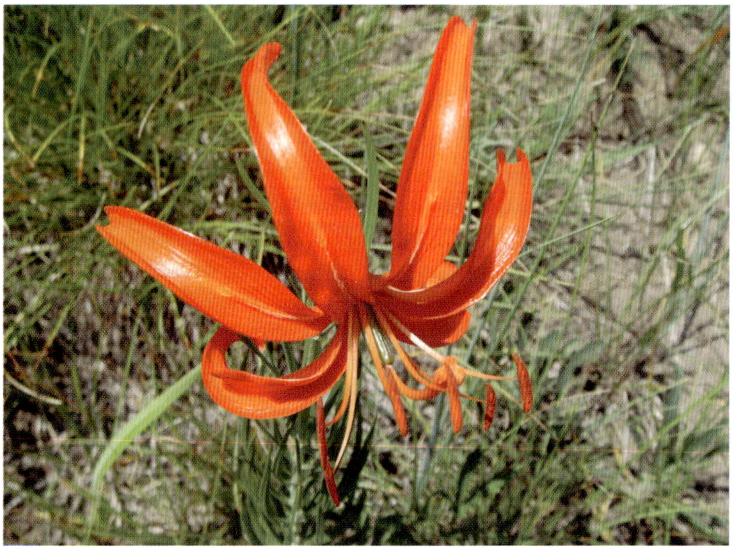

百合

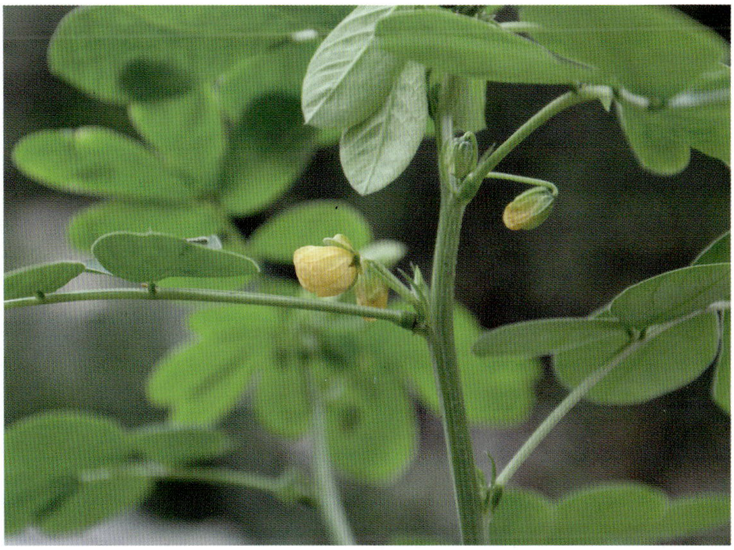

决明子

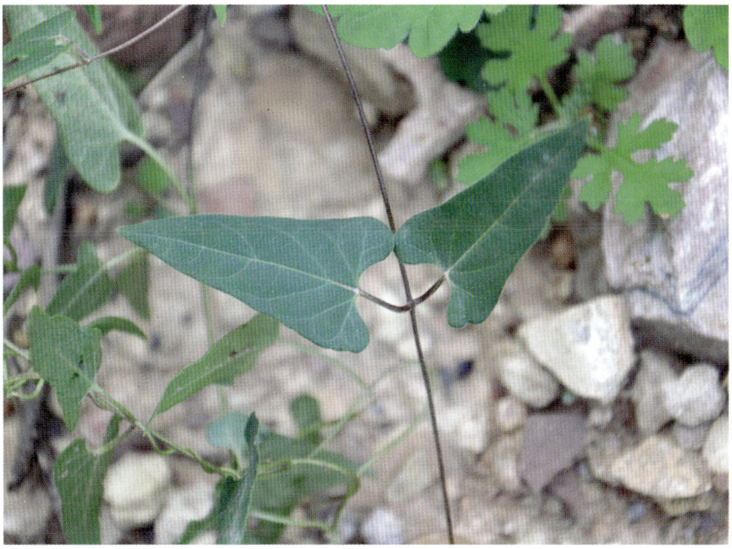

山药

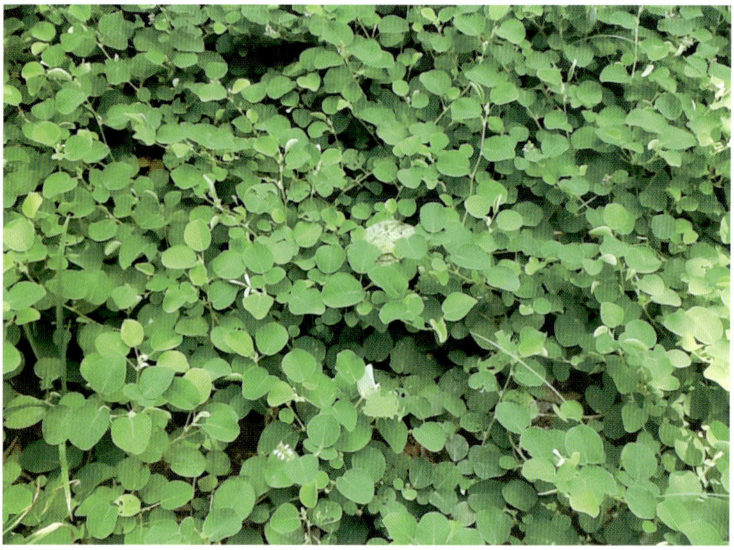

金钱草

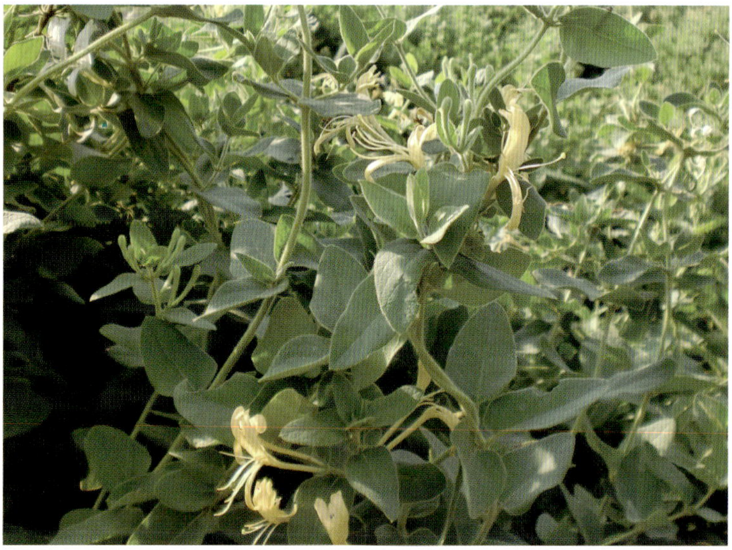

金银花